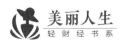

美丽人生
轻财经书系

U0289379

脂肪简史

人类和脂肪绵延2000年的纠葛与缠斗

姗 娜 ◎ 著

中国经济出版社
CHINA ECONOMIC PUBLISHING HOUSE

·北京·

图书在版编目（CIP）数据

脂肪简史：人类和脂肪绵延 2000 年的纠葛与缠斗 /
姗娜著 . -- 北京：中国经济出版社，2021.6

ISBN 978-7-5136-6368-7

Ⅰ. ①脂… Ⅱ. ①姗… Ⅲ. ①减肥 – 通俗读物 Ⅳ.
① R161-49

中国版本图书馆 CIP 数据核字（2020）第 192887 号

项目统筹　袁啸云
策划编辑　崔姜薇
责任编辑　黄傲寒
责任印制　马小宾
封面设计　任燕飞装帧设计工作室

出版发行　中国经济出版社
印 刷 者　北京柏力行彩印有限公司
经 销 者　各地新华书店
开　　本　710mm×1000mm　1/16
印　　张　12
字　　数　144 千字
版　　次　2021 年 6 月第 1 版
印　　次　2021 年 6 月第 1 次
定　　价　58.00 元

广告经营许可证　京西工商广字第 8179 号

中国经济出版社 网址 www.economyph.com 社址 北京市东城区安定门外大街 58 号 邮编 100011
本版图书如存在印装质量问题，请与本社销售中心联系调换（联系电话：010-57512564）

版权所有　盗版必究（举报电话：010-57512600）
国家版权局反盗版举报中心（举报电话：12390）　　服务热线：010-57512564

序　言｜PREFACE

　　"减肥"似乎是人们永恒的话题。"你看我又胖了"或者"你又瘦了"是很多朋友久别重逢后的开场白，出现的频率不亚于当天的天气。"减肥"的话题在许多社交情景中，都像"万灵丹"一样，起到了暖场、破解尴尬、拉近距离的作用。得体地抛出和"肥胖""减肥"有关的话题，会迅速让人与人之间的关系变得真实又亲近，亲戚朋友会调侃胖是因为生活太过滋润，兄弟闺蜜会热情地分享"亲测有效"的减肥秘籍，领导长辈则会语重心长地嘱咐一定要健康饮食、多做运动。毫无疑问，悄无声息增长的肥胖率和人们日渐升腾的焦虑感，已经让减肥成为当前最热门的社会话题之一。

　　这本书正是聚焦减肥这个社会性话题，讲述了人类与脂肪之间绵延 2000 年的纠葛与缠斗。在那段漫长的岁月里，人们经历了从对高脂肪食物的趋之若鹜到避之不及，从"以胖为美"的审美取向到"一胖毁所有"的价值偏好，对脂肪的认知经历了多层次迭代。科技的发展、社会的变迁、文化的演进，都深刻地影响着我们和脂肪的关系，在不同时代的各色土壤中，发生了一个个鲜活生动的故事。

　　在与脂肪作战的故事中，科技的发展、社会的变迁、文化的演进是三条重要的线索，它们像丝线一样，串起遗落在历史长河中那些伟大的科学家对脂肪的探索故事，又像叶脉一样，清晰地呈现出脂肪战争中的商业创造和文化创新。

古今中外，在我们所能触及的信息世界里，关于脂肪、肥胖、减肥的故事数不胜数。之所以选择从历史的角度入手，为大家叙述 2000 年来人类和脂肪间剪不断理还乱的"爱恨情仇"，就是希望能通过精心的整理和归纳，让人们在面对海量的信息时，能够看清它们是诞生于真理的土壤，还是滋生于欲望的泥沼，它们来自何方，最终又将去往何处。也正是因为有了这样的整理和归纳，我们才得以看清历史事件背后的清晰脉络。人类和脂肪的关系是怎样伴随着经济与社会的发展而在地理上、重心上、范围上不断变化的？人类又是怎样跨越利益的博弈、偏见的障碍、愚昧的盲从，一步步揭开了脂肪的真相？在面对自然的选择和天性的弱点时，人类是怎样抗争的，又怎样在不知不觉中深陷困境？在整理和归纳的过程中，我们看到了人类为追求真理上下求索的点点星光，看到了商业逻辑摧毁和重构社会的强大力量，也看到了无数鲜活的个体在追寻美丽的道路上惊人的勇气与坚持。

人类终将走向未来。在世界各国肥胖率不断攀升的当下，希望这段对历史的归纳与整理能够激发聪慧勤劳的人们对未来的畅想与实践。人类将怎样处理身体与脂肪的关系？通过技术的进步人类能否一劳永逸地解决肥胖问题？如何通过商业模式和文化形态的创新为深陷肥胖困扰的人们加油鼓劲？脂肪的未来给人类带来了充分的想象空间。

在人类浩瀚的历史中，在经济、战争、环境这些宏大的命题面前，与脂肪的战争实在微不足道。然而，面对这样一个命题，当我在键盘上敲下一个个字词的时候，仍然心存敬畏和感激。

敬畏，缘于这个命题涉及太多的领域，它的线索隐藏于浩繁的资料当中，抽丝剥茧般找到最有价值的信息并把它们写下来，是一个非常大的挑战。

感激，也缘于这些浩繁的资料。这本书的创作极大地依靠了相关的文章、图书、研究论文，各个领域的前辈们在这个问题上的深入思考与研究，都为这本书提供了扎实的理论依据和背景材料，这不得不说是我的幸运。

为了让本书的内容尽量不出纰漏，我也对相关人士进行了大量的访谈，汲取了他们实践的成果和思想的精华。他们有的是相关领域的专家学者，有的是处于与脂肪作战一线的服务业从业者，也有的是深陷肥胖困境的当事人。在此感谢他们毫无保留的表达，也欢迎广大读者在阅读这本书之后，就其中的某些问题与我进行交流与探讨。

还要特别说明的是，由于本书涉及的线索庞大繁复，在划分阶段的时候，时间逻辑和事件逻辑难免出现冲突。为了保证叙述的完整性，在尽量遵循时间逻辑的前提下，我也兼顾了事件逻辑。如出现区隔不清的情况，敬请谅解。

感谢您翻开这本关于脂肪的书，也希望您在读完之后有所感悟。祝您身体健康！

前　言 | FOREWORD

2018 年炎夏，女团"火箭少女 101"在国产喜剧电影《西虹市首富》中推出了单曲《卡路里》，歌中细数为了变瘦而作出的努力，在高潮部分女孩们近乎嘶喊地高唱"卡路里我的天敌"。洗脑式的旋律搭配剧情中荒诞的"脂肪险"，一路将该电影推向了票房榜首。

在价值观空前繁复的互联网世界，作家冯唐的一篇文章引起了无数人的自我怀疑和强烈反应，文中将"不要过于肥胖"作为第一条戒律，给中年发福的人们带来了因为肥胖而被社会否定的恐慌，"中年男的油腻感首先来自体重""我们要像厌恶谎言、专制、谬误、无趣、低俗、庸众一样厌恶我们的肚腩""朝见肚腩，夕可死""一胖不除，何以除邪魔"。

成千上万的中年人一边在各平台发声抗议作者"贴标签"的行为，一边暗暗地忍受着节食带来的饥饿感，前赴后继地走进健身房、走上运动场，开始与脂肪进行艰苦卓绝的斗争。"反肥胖"成为一场社会运动，在人民生活日渐富裕的华夏大地愈演愈烈。

与现代人相反，在旧石器时代，我们的祖先正围坐在山洞里温暖的篝火旁，分食炙烤的野猪肉。在长时间的饥肠辘辘和同野兽激烈的搏斗之后，这样的美餐着实来之不易。野猪丰厚的皮下脂肪在火焰的烘烤中滋滋作响，散发出诱人的香气。油脂萦绕唇齿间的美妙感受让人们陶醉不已，它深深印刻在祖先的记忆中，印刻在基因的深处，随着时光的流转和生命的繁衍被传递到了现代社会。

2009 年，人们在德国南部发现了一尊用猛犸象牙雕刻的"维纳斯"的雕像。研究者声称，这尊雕像年代之久远已经达到放射性碳年代测定法无法准确测定的程度，据推测，这尊雕像雕刻于 35 000 年前，是世界上已发掘的最早的雕像之一。饱满的乳房、硕大的臀部，这些凸起的性征代表了当时人们对于肥胖有助于繁衍后代的普遍认知。在人类早期的绘画、雕塑、语言中，对于肥胖人体的描绘并不鲜见，人们将对于脂肪的喜爱毫无保留地表现在艺术作品当中。

我国最早的诗歌总集《诗经》中，直接把美人称作"硕人"，如《卫风·硕人》赞美了一位卫国的美丽贵妇："硕人其颀，衣锦褧衣。""手如柔荑，肤如凝脂。领如蝤蛴，齿如瓠犀，螓首蛾眉……"意思是：这是一位又高大又肥胖的美女，她的双手像初生的茅草幼芽一样白嫩，肌肤像凝结的油脂一样光滑，脖子像天牛的幼虫一样又长又白，牙齿像葫芦籽一样洁白整齐，额头像蝉一样宽广方正，双眉像蚕蛾一样细长弯曲……

崇尚肢体线条美的现代人看到这样的赞美不免发笑，然而从对脂肪的趋之若鹜到避之不及，人类都经历了哪些曲折转变？

一场饮食与生活方式的变迁史

如果从人类的原始祖先早期猿人出现算起，人类已有两三百万年的历史。大概在一万年前，人类进入农业文明时期，依靠狩猎、捕鱼和采集蔬果生活，相当于 99% 的时间都处于渔猎时代。[①] 尤瓦尔·赫拉利在《人类简史》中对狩猎采集有十分美好的想象：物质充足、工作轻松、生活悠闲，人们相处得其乐融融。物种起源学家哈伦（J.R.Harlan）也认为渔猎时代的生活方式是迄今为止人类最成功、最持久、最适应的生活方式。那时的自然资源异常丰富，就非洲大陆来说，大自然中一年四季都生长着各种可供食用的植物：甜美多汁的水果、葱翠鲜嫩的蔬菜、富含淀粉的块茎植物、生长迅速的菌类、油脂饱满的种子。更不用说种类繁多的野生动物和江河湖海里味道鲜美的鱼类。各种食物交织成人类的食谱。

然而，当时人类在获取食物上并无太大优势，一是他们的体格不占优势，无法与凶猛动物相抗衡，奔跑的速度更远落后于羚羊、野狗、兔子等动物。二是由于没有掌握储存食物的技能，在吃饱肚子这件事上人类面临很大的挑战。再加上捕猎食物、长途迁徙和进化为智人所需的脑部活动不断消耗体力，想要拥有肥胖的身体，倒成了一种奢望。

动植物的数量是有限的，其中能够作为优质食物的更加有限，随着人口日益增多，渔猎社会中人类的食物来源开始显得捉襟见肘。东汉时班固所著《白虎通》中写道，"古之人民皆食禽兽肉，至于神农，人民众多，禽兽不足。于是神农因天之时，分地之利，制耒耜，教民劳作。"这段话记载了我国古代社会由渔猎社会向农耕社会转型的过程，人类社会迎来一场农业革命。至此，人类的食物结构开始由多样性转变为以"五谷六畜"为主。《周易》中记载："上古穴居而野处，后世圣人易之以宫室，上栋下宇，以待风雨。"事物发展带来的是一系列连锁反应。农耕社会的到来，也导致了人们生活方式的改变。因

---

① 〔美〕马胜学. 失衡：我们为什么无法摆脱肥胖与慢性病 [M]. 北京：中信出版社，2018.

为耕种活动对土地的依赖性，人们开始了相对安定的定居生活，也逐渐开启了步入奴隶社会、封建社会的大门。奴隶主、封建统治阶级拥有丰富的食物且不需要辛苦劳作，而人类千百年来形成的脂肪囤积机制并不会放过他们，加上相对单一的饮食结构，肥胖的人日渐多了起来，且呈现出一定的阶级性。有趣的是，在之后的数千年中，肥胖在不同的阶级身上经历了有趣的转移。

时间的车轮转动到 18 世纪 60 年代，起源于英国的工业革命成为人们饮食习惯又一次变化的起点。圈地运动将在土地上劳作耕种的农民变为工厂流水线上的工人，城镇化进程开启。在原先自给自足的生产方式下，人们靠天吃饭，将自己种植的作物作为主食，种玉米则吃玉米、种小麦则吃面食、种水稻则吃大米，辅以一些自种自养的蔬菜和禽畜肉类，种类单一且生产效率较低，还经常面临天灾带来的饥荒。工业革命提高了食物生产和加工的效率，商业社会的到来加速了食物的商品化，食物开始变得丰富而易得，"吃得饱"也不再是统治阶级的福利。精细化加工的牛奶、谷物、肉制品，来自世界各地的不同品种的蔬菜水果，还有数不清的饮品与零食，物质的丰饶使人们不再担心温饱问题。加工食品中大量油、糖等添加剂的使用使食品更加可口，人们只要稍有放纵，就会摄取过量能量，肥胖的人越来越多，脂肪战争日渐成为一场全民战争。

一场对人体脂肪认知的发展史

2016 年，一项由美国、南非、瑞士、加纳、牙买加以及塞舌尔等国科学家联合完成的研究表明，是人体储存脂肪促进新陈代谢，帮助我们进化出更大的大脑，最终让人类从灵长类动物中分离出来。

科学家对人类、黑猩猩、倭黑猩猩、大猩猩以及红毛猩猩摄入的卡路里（食物中所含热量）进行了对比。他们发现，人类与其他灵长类动物完全不同，人类寿命更长、繁育后代更多、体内脂肪更多、内脏相对较小、大脑相对较大。这意味着，人类消耗的热量也远超其他灵长类。美国纽约城市大学亨特学院的赫尔曼·庞特泽（Herman Pontzer）教授表示："我们很早就知道，人类大脑和其他高耗能性状（比如繁育后代更快、寿命更长等）代表着真正的难题：人类每天如何能够提供足够的热量支持它们？此前的标准答案是：人类从其他器官系统或行为中节省热量，但是显然这种'权衡'解释无法令人信服。我们的研究发现，人类进化出代谢速度更快的新陈代谢系统，每天消耗的卡路里更多，这种更大的'热量预算'很容易让我们拥有更大的大脑、更快的繁育速度、更长的寿命，并支撑我们进行更剧烈的活动，这些性征正是人类所独有的。"研究显示，将人类和灵长类动物体型调整为同样大时，人类消耗的卡路里比黑猩猩和倭黑猩猩高400倍，比大猩猩高635倍，比红毛猩猩高820倍。

在人类体内，脂肪所占比例明显更高。人类的体内脂肪显示出明显的性别差异，男性的体内脂肪在体重中的平均占比为22.9%，女性为41.7%。

人类体内器官的新陈代谢活动也在加速，因此比其他灵长类动物消耗的热量更多，即使什么都不做也是如此。总能量消耗之所以增加，是因为人体基础代谢率更高，即使休息时也需要能量维持身体机能。

此外，研究人员还得出结论：体内脂肪含量的增加，使我们的身体得以拥有更快的新陈代谢速度，从而进化出更加强大的大脑。这可能是个让人不好接受的结论——被现在的我们所厌弃的脂肪，竟是祖先之所以成为地球上最聪明生物的原因之一，也正是人类进化出的这套能量贮存系统，帮助我们度过了食物短缺的艰难时期。于是，在生活安逸和食物充足的时候囤积脂肪，并且倾向于选择高脂肪、高热量食物的指令，深深地刻在我们的大脑和基因里。

除此之外，科学家对于脂肪的研究结论越来越超出人们的通常认知——这些油腻的物质竟然还积极地参与着人体的各项生命活动。不少研究表明，脂肪不仅能够分泌抑制食欲的物质，还能够帮助人体储存关键免疫细胞，甚至提高免疫细胞的活性，帮助人体抵抗感染。如今，在科学家眼里，脂肪已经成为一种生机勃勃的人体组成部分，而在此之前，脂肪曾被认为是"油滑、无知无觉"的人体累赘。

人类对于肥胖的早期认知，还仅仅局限在比较肤浅的审美层面，没有现代科学技术做支撑，人们判断肥胖是好是坏的标准是感性而缺乏依据的，从"窈窕淑女，君子好逑"的称颂，到"楚王好细腰，宫中多饿死"的荒诞，再到"肚大无脑"的偏见，矛盾的产生往往缘于个人的好恶，这种好恶主观而又多元，导致人们对于脂肪的认知在很长一段时间内是不靠谱的。毕竟，在古代有可能吃得"脑满肠肥"的往往是统治阶级，而民间对于肥胖的厌恶很可能是带有阶级对抗性的。

至于统治阶级本身，美不美是可以修饰，并由自己说了算的。在古埃及，法老的形象往往经过精雕细琢，看上去健美而挺拔。但事实并非如此，木乃伊给人们研究古代埃及法老的体型留下了不可辩驳的依据，经过检测，大部分埃及统治者的身体健康状况并不乐观，体重明显超标，有些人还患有糖尿病。研究发现，生活在公元前15世纪的哈特谢普苏特女王虽然在石棺上的画像中身材苗条，实际上却极有可能是个秃顶的胖女人。

在人类有记载的漫长岁月里，人们对于脂肪的好恶不断反复。真正从科学的角度揭开肥胖的真相，更是历经几代科学家从化学、医学、生物学、人类学、社会学等各个角度进行的不懈研究。这其中有真相面前的峰回路转，有败走麦城的黯然神伤，有几代人的精神接力，人们甚至付出了血的教训、生命的代价。

欲望、时间与惰性——脂肪的三大武器

脂肪一直都是我们身体的一部分，一个体型正常、体重为 60 千克的成年男性体内，大约有 10 千克脂肪，女性体内的脂肪比例更高。脂肪的成分主要是甘油和脂肪酸，以及酯化反应形成的三酰甘油。脂肪、碳水化合物和蛋白质被称为三大"供能营养素"，供能营养素就像木柴燃烧一样释放能量，维持着我们的新陈代谢及各种生命活动。千百年来，脂肪既是人类进化为人的基础，又是阻碍人身形矫健的沉重负担；既是不可或缺的人体组成部分，又是引发各类疾病的罪魁祸首。适度的脂肪带来丰满迷人的身姿，过度的脂肪带来的却是臃肿迟滞的沉重。人们纠结于它的量和位置，它却自有一套与人们的希望背道而驰的生存法则。

敌人最可怕的地方在于，它的武器源于我们自身：无法克制的食欲、经年累月的沉积和难以克服的惰性。

"吃"是人生存的本能，世界各地不同民族、不同国家的人们无一不形成了其特有的饮食文化，人们对于吃的热情亘古不变。在现代社会，"吃货"一词甚至被赋予了简单安乐、热爱生活的价值观。然而，人们最难以掌握的就是度，美食正是脂肪囤积的温床。于是"爱之深、恨之切"，为了克制食欲，人们给"贪吃"赋予了诸多延伸的含义。

天主教将"暴食"作为"七罪宗"中的一宗。相似的情况也出现在中国文化中。早在先秦时期，晏子就提出"食：饱；饮：足以通气合好；衣：足以掩形御寒，不务其美"的思想。[1]

有人戏称"时间是把猪饲料"，"发福"一词专属于中年人，它形象地描绘出中年人随着年龄的增长，脂肪慢慢囤积的样子。研究表明，肥胖和年龄有着密切的关系。

人到30岁以后，全身各部位功能开始逐渐减退，机体的各种代谢水平逐年下降，体力、脑力消耗减少。中年人饮食摄入减少得并不多，代谢水平却在减退，摄入的热量不能及时充分地被利用，便转化为脂肪在体内堆积起来。此外，人到中年后，脂肪在体内的分布也会发生变化，由全身均匀分布向腹、臀、大腿集中转移，故易显现出肥胖体型。

尽管青少年肥胖问题也不容忽视，但总体而言，年轻人更容易拥有苗条健美的身材。有导演为了让中青年演员演出学生的"少年感"而勒令其疯狂减肥。在俄罗斯，窈窕少女中年后迅速变为肥胖大妈的例子比比皆是。

我们的身体深谙能量的"开源"和"节流"之道。和食欲一样，"懒惰"也是人的一种本能，它的本质是人体的自我保护，一种对自身生命能量的节制。甚至有人戏称"懒是人类进步的真正动力"，人类的许多发明创造的目的都是为了节省体能。工作了一天的人们，回

---

[1] 《"七宗罪"中，为什么贪吃也犯罪》，搜狐历史，2015年12月。

家后往往喜欢在沙发上"葛优躺"，若此时再有一部肥皂剧和一包美味的薯片，恐怕谁也不想再到健身房跑上半小时。人们在减肥方面早已达成"管住嘴、迈开腿"的共识，可相较于精进作为的"迈开腿"，人们明显更倾向于不作为的"管住嘴"。

正是"敌人"脂肪自身性质的复杂性，决定了这场战争的复杂性。为了找到战胜脂肪的武器，赢得战争的胜利，人们进行了不懈的尝试。

脂肪，伴随着我们走过食不果腹的漫漫寒夜，走过颠沛流离的饥馑之年，本是我们的亲密战友，却最终走向我们的对立面，成为可怕的"敌人"，在人类历史上引发了一场绵延 2 000 年的战争。

目　录 | CONTENTS

第一章

人类与脂肪的亲密往事

　　1908 年，考古学家约瑟夫·松鲍蒂（Josef Szombathy）在奥地利沃尔道夫附近的旧石器时代遗址发现了一个只有 11.1 厘米高的赭红色石雕小像。这尊被认为诞生于 2.95 万年前的小像所雕刻的是一个丰乳肥臀的女性形象，她凸出的胸部、腹部和臀部显示出强大的繁殖能力，也代表了那个时期的审美特色。这尊小像后来被考古学家命名为沃尔道夫的维纳斯（Venus of Willendorf），类似的艺术作品在世界各地的新旧石器时代遗址中也被发现。在人类与自然相生相适的漫长历史中，在被饥饿和疾病困扰的岁月里，生存与繁衍的诉求使脂肪一直以各种形态亲密地陪伴在人们身边，它代表了能量与繁殖力，它是富有和尊贵的象征，亦是人类追求精致生活的开端。

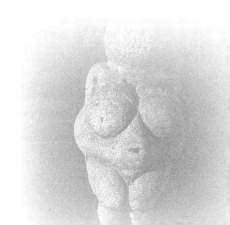

短暂的蜜月

放眼中外、回顾历史，富含脂肪的食物对人们来说一直有着难以言说的魅力。不管是中世纪欧洲贵族餐桌上象征富足的种类繁多的肉食、被誉为"世界三大美食之一"的鹅肝、我国北宋诗人苏东坡口中"火候足时他自美"的黄州猪、蘸上一点白糖在口中酥脆留香的北京烤鸭，还是生日蛋糕上洋溢着喜庆气氛的奶油、奶茶上甜咸醇厚的奶盖……从直观的感受来讲，人们对脂肪无疑是偏爱的。情绪低落时一顿丰盛的美餐、喜庆时节热气腾腾的宴席，或是一日劳作后"落胃"的一餐，能量充足的食物在不同场合被赋予了不同的含义，回馈给人们的却是相似的满足感和愉悦感。

人们不仅对食物中的脂肪偏爱有加，出于对安逸富足生活的向往，长在身上的脂肪也在相当长的一段时间里被认为是健康、强壮、具有强大繁殖力的象征。

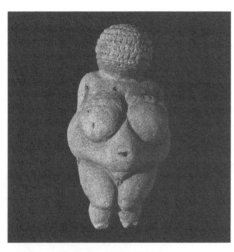

沃尔道夫的维纳斯
（Venus of Willendorf）

在世界各地出土的人类早期雕像中，都出现了有着硕大乳房和臀部的女性形象，这体现了人类早期常见的生殖崇拜。在古典文明时期，人们对女性的审美仍然保留着早期的偏好，古希腊和古罗马雕塑中的女性往往丰腴柔美，脂肪映射出人们对健康和丰满的向往。这种与"以瘦为美"截然相反的审美取向，在中国历史上也无独有偶。大唐盛世的"以胖为美"众所皆知，唐代美女的丰肥浓丽为世人所公认，唐代壁画中的美人往往有着宽阔的额头、饱满的下颌和丰腴的体态，极具代表性地反映了当时的审美标准。

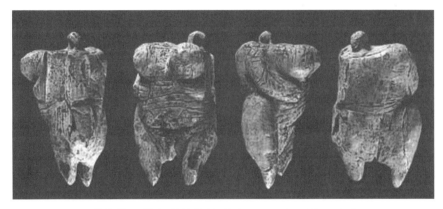

霍赫勒·菲尔斯的维纳斯（Venus of Hohle Fels）

相比远古人类对丰腴单纯的生理性崇拜，无论是唐代壁画中贵族女性饱满的下颌，还是欧洲文艺复兴时期绘画中女性圆润的四肢，都有着更加复杂的社会背景。

唐朝时，人们经历了魏晋南北朝的大动荡，驱散了延绵数百年的战争阴霾，终于迎来和平稳定和多民族和谐共处的局面。北方游牧民族的"丰满壮硕的女子好生养"的思想观念强有力地影响着当时的审美风气。同时，国家的平安兴盛、民众的富裕生活，也为"以胖为美"奠定了经济基础。

文艺复兴时期的欧洲，结束了黑死病和战争带来的死亡噩梦，生产逐渐恢复，人们迎来相对宁静和富足的生活，慢慢改变了以往对生

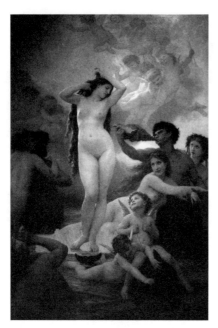

《维纳斯的诞生》
威廉·阿道夫·布格罗
（William-Adolphe Bouguereau，1825—1905）

活的悲观绝望态度，开始醉心于用艺术记录时代，借助复兴古希腊和古罗马艺术来表达自己的文化主张，在审美来源和经济条件的双重作用下，对丰满健康的身体的赞美、推崇也就成为历史的必然。

在人类与自然相生相适的漫长历史中，生存、繁衍、壮大一直是最核心的诉求，在核心诉求尚未得到满足的时代，人们与脂肪的关系总体来说是亲密的。

如今，仍有许多地区的文化将生育的能力与丰满的身躯联系起来。尼日利亚的埃菲克族有将部落上层的青春期女孩喂肥好嫁人的传统，女孩子们要在专门建起的小屋中度过两年，吃着丰富的食物，将自己的身体改造成理想的胖胖的样子，当长辈们认为她们的肉足够多了之后，她们才可以嫁人。美国西南部的印第安哈瓦苏派部落的人们认为，如果一个青春期

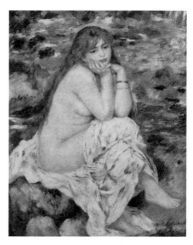

《坐着的裸女》
皮埃尔·奥古斯特·雷诺阿
（Pierre-Auguste Renoir，1841—1919）

女孩很瘦的话，那么一个胖女人就要把一只脚踩在女孩的后背上以使女孩变得更胖更迷人。

人们偏爱丰腴、认可脂肪，脂肪也以其多样的来源、多变的形态、丰富的用途，成为人们生产生活甚至精神升华的重要道具，被赋予了许多意义。不管如今的你如何在点餐时刻意避开肥腻的红烧肉，在超市的货架前找寻标榜健康的脱脂奶，在健身房挥汗如雨减脂塑形，仍旧无法抹除脂肪在人类语言、艺术、宗教乃至政治文明中留下的重要印记。

珍馐美馔

天灾、战争、疾病、暴力的统治、相对低下的生产力，在人类社会中阶段性地导致了大饥荒的发生。我国汉代的贾谊在《新书·无蓄》中写道："世之有饥荒，天下之常也。"

13世纪初，一场暴雨引发了欧洲大饥荒，使欧洲损失了10%～25%的人口；18世纪，爱尔兰的马铃薯饥荒导致1.5万人饿死，200万人移民；仅19世纪40年代，就有孟加拉大饥荒、越南大饥荒、中国河南大饥荒发生，数以千万的人因为食物短缺而饿死是真实发生在人类历史上的悲惨事实。即便是在全球化工业化发达的今天，在很多地区仍然存在很多备受饥饿煎熬的人。

对于食物短缺的人们，吃饱肚子是奢求，获取富含能量的脂肪更是难上加难。为了围猎一只野兽，猎手们要拼死搏斗；为了养大一群牲畜，饲养放牧者要辛勤劳作一年甚至几年；为了获取一点植物油，农民要耐心地等待作物成熟，再通过多道工艺进行榨取。当这些珍贵而难得的食物终于经过简单的烹饪被人们品尝的时候，它们所带来的满足感与幸福感印刻在人们的脑海中，萦绕在辛勤劳动的群体间，逐渐形成了不可磨灭的记忆，深深刻录在我们的遗传密码里。因此，富含脂肪的食物一直是艰难求生的人类所惦念和珍惜的。

在社会秩序和生产相对稳定的时候，稳定高产的谷物是广大老百姓维持生存的首选，而富含脂肪的食物由于生产成本较高，只能作为生活中的"奢侈品"。于是，和许多奢侈品一样，享用富含脂肪的食物便演变成上层阶级的特权。这种饮食的阶级特权性可以从人类社会的礼制中窥见一二。

史料显示，我国先秦时期的饮食礼政已经相当完备，从肴馔品类到烹饪品位，从进食方式到筵席宴飨等，都对等级有着严格的规定，食品的消费也有严格限制。《国语·楚语》中观射父语："天子食太牢，牛羊豕三牲俱全，诸侯食牛，卿食羊，大夫食豕，士食鱼炙，庶人食菜。"《尚书·洪范》述："惟辟作福，惟辟作威，惟辟玉食。"就是说只有君主才能作威作福，吃玉食。《礼记·王制》中道："诸侯无故不杀牛，大夫无故不杀羊，士无故不杀犬豕，庶人无故不食珍。"将肉类的品种和权力的等级相挂钩。在我国古代烹饪史上颇有分量的"八珍"也都含有丰富的脂肪。

欧洲古典时期的饮食礼政也发展到了相当完备的程度，不同阶层的人在食物分配上呈现出明显的等级差异。《荷马史诗》中多次提到，在宴会上分配战利品和肉的时候，最好的部分要留给"最优秀"和"最强悍"的人。在古罗马，脂肪也被视为财富和地位的象征，只有地位高贵者，才有权享用脂肪肥厚的荤食。喜爱炫耀的罗马贵族会特意在桌上摆放各式各样的食物，尤其是火腿、牡蛎、梭鱼等。

献给神的礼物

脂肪在古代欧洲被视作一种同大自然的生命力、繁殖力息息相关的东西，因此古希腊人、希伯来人都对脂肪心怀敬意。

古希腊人非常聪明地认识到，他们的农作物和牲畜所提供的能量，有相当部分就贮存在油脂和脂肪之中，他们坚信这些能量也能被输送到人类的躯体之中，他们会在竞技者的身体上涂满橄榄油，使之看起来油光发亮，犹如神圣的雕塑一般，他们相信这能给竞技者带来巨大的力量。希伯来人则认为脂肪是动物身体中最好的部分，他们会在献祭仪式中将上好的脂肪敬献给心中的上神耶和华。

尤瓦尔·赫拉利在《人类简史》中提到，"创造虚构故事"的能力让智人区别于其他生物构造相近的人种，智人创造出更多、更复杂的游戏，并代代相传发展精进，宗教文化便是如此。宗教场所往往是人类灿烂文明的聚集地，美轮美奂的建筑、雕塑、绘画皆因人们对于神的崇拜而聚集并得以传承。

出于对未知的恐惧和对美好生活的向往，神的地位至高无上，人们总是倾向于将最好的资源作为献给神的礼物。所以，祭品从某种角度上反映的是一个时期、一个地区最珍贵和稀缺的资源。从富含脂肪的肉类、油脂在很多国家和地区祭品中的地位，也可窥见当时、当地的人们对于脂肪的认知。

祭祀总是与食物息息相关，"祭"字是由甲骨文演变而来的会意字，左边的"月"代表肉，右边的"又"代表手，下面的"示"代表祭桌。"祭"字的含义就是以手持肉祭祀神灵，故而在中国古代，有肉才叫"祭"。《礼记》一书中说："夫礼之初，始诸饮食。其燔黍捭豚，污尊而抔饮，蒉桴而土鼓，犹若可以致其敬于鬼神。"意思是祭礼起源于向神灵奉献食物，只要燔烧黍稷并用猪肉供神享食，凿地为穴当作水壶而用手捧水献神，敲击土鼓作乐，就能够把人们的祈愿与敬意传达给鬼神。在我国，人们用富含脂肪的肉类进行祭祀由来已久，人们会专门将脂肪提炼出来作为祭品，《诗·大雅·生民》中"载谋载惟，取萧祭脂"所说的"祭脂"就是特指祭祀时用以熏香的牛肠脂。

古代祭礼中用以祭祀的食物叫作牺牲，指马、牛、羊、鸡、犬、豕等牲畜，根据被祭祀者的身份，牺牲的规格各有不同。祭祀天神和祖宗时使用的肉，被称为"胙肉"，人们将这种肉称为有福之肉，常常将其作为一种奖品赐予特定的对象。关于"胙肉"的记载最早见于《史记·秦本纪》，其中写道："惠文君四年，天子致文武胙。"这里的"文武胙"指的是周天子祭祀周文王、周武王的祭肉，周天子赐给秦文武胙，表明了秦在诸侯中的地位。后来的历朝历代都有分胙肉的习俗，称为"胙肉之赐"。清代的昭梿所著《啸亭续录·贵臣之训》记载："坤宁宫祭神胙肉，皆赐侍卫分食，以代朝餐，盖古散福之义。"人们认为这种用来祭祀神灵与祖先的肉代表的是地位与福气，得到胙肉赏赐是荣耀的象征。这种赏赐渐渐由"胙"演变成"祚"，甚至有了皇位的意义。一个广为流传的故事是雍正皇帝在为立储犹豫不决时，曾用胙肉试探后来的乾隆皇帝弘历，时年13岁的弘历在面对一大块不加调料的肥猪肉时没有犹豫，干脆地吃了下去，让雍正最终决定立他为储君。

动物的乳汁是人类获取脂肪的另一个重要渠道。远古时期，成年人的消化系统是无法产生分解牛奶乳糖所需的乳糖酶的。直到养殖逐渐替代了原始狩猎和采集，牧民们学会了通过发酵制作奶酪、酸奶和奶油，才将奶制品中的乳糖成分分解到人类可以接受的水平。人类也渐渐适应了喝牛奶。乳制品的种类十分丰富，根据发酵和制作方法的不同，在世界各地都有非常丰富的变化，而其中又以黄油最为珍贵，每 100 克黄油中含有 98 克脂肪，二三十千克酸奶才能提取 1 千克左右的黄油。

在苦寒的青藏高原，从牦牛奶中提炼出的黄油被称为"酥油"，作为藏区牧民不可或缺的一种油料，它的意义已经远远超出了食用的范畴，在藏民心中拥有崇高的地位，被称为最纯净、最神圣的物品，并被广泛应用于礼佛的各种仪式当中。一盏盏长明的酥油灯是藏传佛教寺庙中标志性的祭品。信奉雍仲本教的古象雄国人用糌粑和酥油捏成各种彩线花盘来替代原来本教中用来祭祀的动物，以减少杀戮。固态的脂肪在低温下呈现出的可塑性，将对神的崇拜和供奉与艺术结合在一起。公元 7 世纪，印度佛教传入吐蕃地区，同本教相互吸收，形成了藏传佛教，以酥油花祭拜神灵的习俗被保留下来。今天，这种油塑技艺在西藏得到了很好的保留与发展。

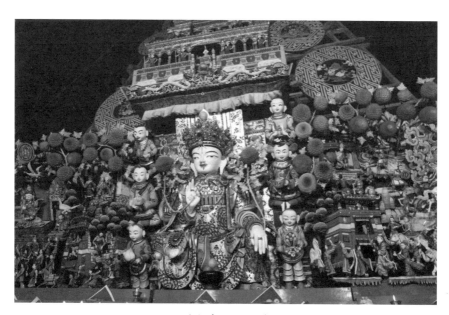

塔尔寺的酥油花

类似于肉类脂肪和乳脂，植物脂肪同样作为珍贵物品在各种宗教中起着重要作用。人类自青铜时代起就种植橄榄树，而橄榄油在很长时间里都在犹太教、基督教和伊斯兰教等的宗教活动中起着至关重要的作用。在地中海地区，橄榄油甚至是不同宗教的一个相同元素，以丰富的物质特性流淌其间，被赋予了多重意义。[①] 在伊斯兰教中，橄榄油被称为"代表圣光之油"；在基督教的宗教仪式中，橄榄油被认为是连接人类生命开始与结束的神圣物质，被用于洗礼和临终涂油礼中；在古代的以色列，信奉犹太教的人们用初榨橄榄油给祭司涂油，也用它来点燃耶路撒冷神殿的烛台；在遍布基督教和伊斯兰教圣祠的巴勒斯坦地区，橄榄油作为许愿的贡品比其他任何物品都更为常见。橄榄油作为宗教用品和其他脂肪不同的地方在于，它温和的气味使它除供奉之外，还可以被涂抹在人的脸上和手上，把神圣的祝福传递给他人。

脂肪被作为贡品源于它的多重属性。作为能量的来源，它被认为可以为神增强神力，根据温度变化而改变的性状使它便于运输、保存和塑造，更重要的是脂肪可以燃烧，能够在视觉上带来光亮，将人们对火、光的原始崇拜同对神的崇拜结合在一起。此外，虽然作为贡品的脂肪珍贵而难得，但都可以通过劳动获得，并非十分稀缺，即便是普通平民百姓也有能力奉献一二。这些属性使各种各样的脂肪成为世界各地最为普遍的祭品。

---

① 克里斯托弗・E.福思，艾莉森・利奇.脂肪：文化与物质性[M].李黎，丁立松，译.上海：生活・读书・新知三联书店，2017.

永葆青春的神话

脂肪的珍贵之处还在于它用途广泛，其良好的滋润性、防腐性和平易近人的化学属性使它成为清洁、美容、护肤、香薰的主要成分，它通过附着和渗透，和人类的美产生了另一种微妙的联系。

肥皂是最常见的清洁用品，关于它的起源，流传着多个版本。

一种说法是，在古希腊的一个叫勒斯波斯的小岛，当地人用动物祭天，当焚烧动物用的木材灰烬和动物脂肪混合产生的黄色物质被大雨冲到当地妇女经常洗衣的河流中时，妇女们意外地发现衣服可以被洗得更干净，于是发明了肥皂。

另一种说法是，古埃及时期在一座皇宫里，一位腓尼基厨师不小心把一罐食用油打翻在地，他非常害怕，赶快趁别人没有发现时将灶炉里的草木灰撒在上面，然后把这些混合了油脂的草木灰用手捧出去扔掉。在洗手时，他却惊奇地发现，不仅满手的油腻很轻松就被洗掉了，甚至藏在指甲里的老污垢也被轻松去除。于是，厨房里的佣人们就经常用油脂拌草木灰来洗手，后来传到法老王那里，这种东西就成了宫廷中的"液体皂"。

还有一种说法是，古罗马的高卢人每逢节日便将羊油和山毛榉树灰溶液搅成糊状，涂在头发上，便于梳成各种发型。一次节日时突降大雨，虽然发型淋坏了，人们却意外发现头发变干净了，后来人们用这种东西做出了最初的肥皂。

无论起源如何，考古学家在意大利的庞贝古城遗址中发现了制肥皂的作坊，这说明古罗马人很早就已经开始了原始的肥皂生产。

肥皂之所以能去污，是因为它有特殊的分子结构，分子的一端有亲水性，另一端则有亲油脂性，在水与油污的界面上，肥皂使油脂乳化，溶于肥皂水中；在水与空气的界面上，肥皂围住空气的分子形成肥皂泡沫，原先不溶于水的污垢，因肥皂的作用，无法再依附在衣物表面，而溶于肥皂泡沫中，最后被清洗掉。

早期的肥皂是奢侈品，直至1791年法国化学家卢布兰用电解食盐的方法廉价制取火碱成功，代替了人们从草木灰中制取碱的古老方法。1823年，法国化学家谢弗勒尔研究得出了脂肪酸的结构和特性，肥皂即脂肪酸的一种。19世纪末，制皂工业由手工作坊发展为工业化生产。

除了可以制作清洁用的肥皂，脂肪还被用于滋润和保护皮肤。在原始社会，一些部落在举办祭祀活动时，会把动物油脂涂抹在皮肤上，使自己的肤色看起来健康而有光泽，这也算是人类最早的护肤行为了，开创了人类使用化妆品的历史。

各古国都有不少关于使用油脂制作化妆品的传说和记载。在古埃及，油脂被用来保存香料，也就是最早的"香水"，据说著名的埃及艳后每天都用橄榄油沐浴全身。在古罗马和古希腊，人们将橄榄油视为珍贵的护肤圣品，相信其有着极佳的美白和保湿功效，能滋润肌肤，使肌肤保持健康活力。古印度人很早就开始从植物中提炼油脂用以护肤美容。中国古代的女子也喜好用胭脂抹腮、用头油滋润头发，衬托容颜的美丽。唐代杜牧所写的《阿房宫赋》中就有"渭流涨腻，弃脂水也"的描述，说的是秦王宫中的妃嫔宫女洗脸后倒入渭河的水，上面都飘了一层油脂。

不仅是食物、祭品、护肤品，在工业革命之后，脂肪还被开发成重要的工业原料，各种脂肪由于其多样的特性，在人类生产生活中扮演着极其重要的角色。

在相当长的时间里，外部脂肪的珍贵特性被人们投射到人体脂肪上，在许多情景下延伸出"以胖为美"的观念。然而，人终究是复杂的社会性个体，随着对事物认识的不断进步，这种情感投射开始变得理智起来。随着人类文明的进步，满足了口腹之欲的人们一改远古时期对肥胖的一味推崇，将外化的脂肪和人体脂肪区别开来。尽管人们对身体之外广义的脂肪十分友好，但当同样的脂肪附着在身体上的时候，这种心情就变得复杂起来了。

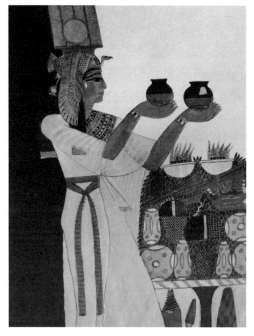

捧着装满芳香精油的罐子的古埃及人

龃龉渐生

肉体是每个人在世界上独一无二的存在，不仅受到遗传的影响，还受到后天生存环境、人文环境、心理变化等因素的影响。因此，不同肉体呈现的状态总是大相径庭，被赋予了复杂的社会属性。它已不仅仅是毛发、皮肤、脂肪、肌肉、血管、骨骼、人体器官的复杂聚合体，当人类在日复一日的生活与劳作中为它注入灵魂的时候，它和人的性别、身份、地位甚至是个性产生了千丝万缕的联系。

尽管人类对于这种社会属性所呈现出来的规律常常是无知和自负

的，又常常从一种偏见跳到另一种偏见，但身在其中的人们却很少能够摆脱它的影响。这使得人们对于身体之外的脂肪和长在自己身上的脂肪形成了不同的看法。这两种看法有过短暂的趋同，但很快便分道扬镳了：人们依旧热爱美食，却开始对肥胖产生怀疑。

通过研究保存完好的木乃伊，考古学家发现古埃及法老们的身形并非壁画中那样纤细颀长。事实上，法老们生前深受肥胖和糖尿病的困扰。换言之，壁画中表现出的法老们的俊美威仪，是经过美化的。可见古埃及社会风气中对胖瘦的共识，是完全站在肥胖的对立面的。这种与肥胖的对立，也延续到了古希腊时期。

公元前 460 年，被后世称为"医学之父"的希波克拉底诞生在古希腊小亚细亚科斯岛的医生世家。希波克拉底从小随父亲学医并四处游历，积累了丰富的临床经验。当时，人们普遍认为患病是神的旨意，求医问药不如求神拜佛。

希波克拉底创造性地提出了"体液学说"，他认为人体中的体液是由血液、黏液、黄胆、黑胆组成的，四种体液在人体内的比例不同，导致人具有不同的气质：性情急躁、动作迅猛的胆汁质；性情活泼、动作灵敏的多血质；性情沉静、动作迟缓的黏液质；性情敏感、动作迟钝的抑郁质。每个人的性格气质是由身体内四种体液的构成决定的，后天的客观环境也会影响气质的变化。四种体液失衡会导致疾病，而体液失调往往是外界因素造成的结果。

"体液学说"不仅是一种病理学说，也是一种结合了地理学、哲学、社会学、心理学的气质与体质学说。希波克拉底的"体液学说"打破了当时"疾病神赐"的主流观点，从更为客观、多元和科学的角度解释了患病的原理。他的许多观点引领了古希腊时期的人们对自己身体的认知。

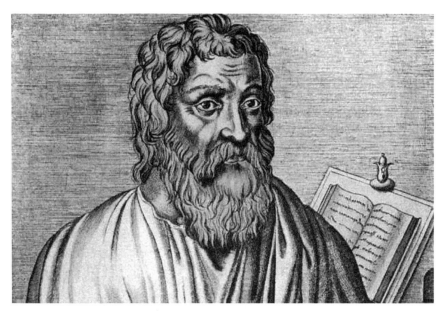

"医学之父"希波克拉底

这位极具号召力的名医注意到，久坐不动的人会变得肌肉松弛、身材发胖，会罹患很多疾病，而那些走路多的人则更长寿、更健康。所以，希波克拉底公开宣称："突然死亡这种情况，往往在胖子身上更多见。"他甚至还说："赛西亚的女性身体富含大量脂肪和很高的水分，导致她们的子宫很难吸附住男人的精子。"他一反传统地将肥胖置于生殖力强的反面。他在治病的时候常开出的一个最简单的药方就是"多走路"。他动员人们，为了自己的健康要积极投身减肥运动，形式可以是裸体奔跑或者行走，可以是睡硬板床，最好在饭前锻炼，甚至连吃饭的时候也要不停地晃动身体。①

希波克拉底甚至将肥胖与人们所生存的地理环境联系在了一起，并且给出了明确的负面评价。他指出："在那些土地丰饶、柔软且灌

---

① 陈博君.脂肪战争——绿瘦引领体重管理认知革命[M].北京：中国经济出版社，2018..

溉充分的地方，居民都是肉乎乎、病恹恹、懒洋洋的，而且基本上都胆小怯懦。"①

　　具有强大影响力的伟大的哲学家和科学家亚里士多德，也发表过对于肥胖的看法，他说："如果浑身上下都变成脂肪，躯干就会完全失去感知。"他也认为："肥胖的动物身上本该转化为精子与卵子的血液，转化成了软硬不同的脂肪，这意味着肥胖的男性和女性生育力较低。"

　　希波克拉底和亚里士多德对于肥胖的看法，代表了古希腊人对于肥胖的认知，他们的身份又强化了人们的这种认知。在人们对完美的形体和高尚的品德都格外看重的古希腊，一个人如果有着肥胖臃肿的身体，会被认为是懒惰和愚蠢的，所以当时不少对自己身体和精神有较高标准的人便自觉投身于节食、运动，甚至尝试催吐减肥。

　　古罗马也曾出现过类似的"脂肪战士"。骑士家庭出生的百科全书式作家老普林尼，曾统率骑兵参加镇压日耳曼人的战争，又以37卷的皇皇巨著《自然史》名满天下。这位文武双全的骑士，用文字讨伐起脂肪来也是毫不留情。他认为大多数肥胖的动物多多少少都会迟钝，他说："油滑的脂肪无知无觉，因为它既无动脉也无静脉。"他还声称："无论雌雄，肥胖的动物都更有可能不孕不育；过度肥胖者更易衰老。"老普林尼的观点，代表了古罗马人对脂肪的普遍认知，脂肪被看成一种能扰乱人的感知与思考的迟钝无知的物质。古罗马人甚至认为，智慧与肥胖是相互排斥的。

---

① 克里斯托弗·E.福思，艾莉森·利奇.脂肪：文化与物质性[M].李黎，丁立松，译.上海：生活·读书·新知三联书店，2017.

公元前 2 世纪，希波克拉底的追随者，一生专心致力于医疗实践解剖研究的古罗马医学大师盖伦也曾毫不客气地直接指出："极端肥胖的人各个都愚钝迟缓是人尽皆知的常识，所谓肚大无脑是也。"不仅如此，盖伦还在其著作《论食物的力量》中叙述了一则已知最早的减肥案例。在此案例中，盖伦要求他极度肥胖的患者每天早上跑步跑到满头大汗，而后用力擦拭身体，泡温水澡，食用营养成分不高的食物，并且参加劳作。这样做没多久，这位患者便成功瘦身了。公元 1 世纪时，罗马诗人佩尔西乌斯（Aulus Persius Flaccus）在描述一个麻木不仁的男人时，也用了"他的心已经被肥油蒙蔽了"这样的修辞手法，对脂肪的厌恶态度展露无遗。

我国的医学经典《黄帝内经》也将肥胖看作一种不正常的人体形态。《素问·通评虚实论》中的"肥贵人，则膏粱之疾也"，意思是患者若是肥胖的富贵人，那么疾病多是由偏好肉食厚味引起的。《素问·奇病论》则进一步揭示了肥腻的饮食可能导致的疾病："此肥美之所发也，此人必数食甘美而多肥叶。肥者令人内热，甘者令人中满，故其气上溢，转为消渴。"就是说进食过多肥甘厚味的食物会使脾的运化功能失常，人就会犯消渴病。《黄帝内经》把胖分为肥、膏、肉、脂，并指出不同的肥胖有不同的临床特点。

尽管《黄帝内经》对于肥胖的描述秉持了科学客观的态度，只用了"肥贵人"这样的说法，但对于肥胖的憎恶不免还带着阶级对立的情绪。毕竟在食物相对匮乏的古代，肥胖的身体往往是贵族才有。

董卓是中国历史上著名的大胖子，《英雄记》一书中记载了三国群雄的生平，在关于董卓的篇章中这样写道："卓素肥……守尸吏暝以为大炷，置卓脐中以为灯，光明达旦，如是积日。"看管董卓尸体的小吏竟然在他的肚脐眼上点了一盏灯，肥厚的脂肪一连烧了好几天。我国自古崇尚"死者为大"，若不是恨董卓入骨，小吏断不会在他肚脐上点灯，更不会燃烧数日无人问津。正是因为董卓残暴自私，肆意践踏底层劳动者的利益，才有了东汉末年的群起而攻之。可见当肥胖同阶级仇恨联系在一起，就更显得面目可憎了。

人们对于肥胖的厌恶还会表现在语言文字上。东汉桓帝当政的时候，陈留郡有个名叫边韶的教书先生。一次，边韶在打瞌睡，学生看他的模样好笑，便编了句顺口溜嘲笑他："边孝先，腹便便；懒读书，但欲眠。"这便是"大腹便便"一词的来源。这里，肥胖还有影射懒惰的意思。

南北朝时期，北齐武成帝高湛的三儿子高俨企图夺取帝位，后主高纬调兵捉拿，有将军替高俨开脱说："琅邪王年少，肠肥脑满，轻为举措，长大自不复然，愿宽其罪。"这句话暂时救了高俨一命，但少年得志、轻狂跋扈的他最终没有逃过哥哥高纬的暗杀。"脑满肠肥"一词直接将肥胖同愚蠢画上了等号，被用作形容肥胖又愚蠢的人。

人们对于肥胖的负面感受最终化为审美的基础，将肥胖的对立面——"瘦"，推上了审美的高峰，婀娜的腰肢、纤薄的肩背既出现在文人墨客的诗词歌赋当中，也出现在宫廷贵胄的形象上。在信息闭塞、价值观多样的古代，"以瘦为美"的审美取向也开始出现在衣食无忧的贵族阶层中，演变成为一种长久的时尚。

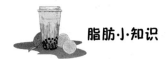

脂肪小·知识

脂肪究竟有哪些作用？

尽管我们都在为减少身上多余的脂肪而奋斗不止，但脂肪真的像很多人认为的那样，只能简单地储存能量吗？如果这么想，那实在是太低估它的作用了。

在人们认识脂肪、了解脂肪的过程中，这种看起来并不起眼的油腻物质不断带给人们惊喜。细数一下脂肪的作用，你一定会惊讶于它对人体健康的重要性，也一定会为它的聪明、精密所感叹！对于脂肪的正确认知是我们找到同它和平共处方式的基础。幸运的是，在科学家的不懈探索之下，关于脂肪的一切正越来越完整地呈现在我们面前。

一、人体能量的管理者

能量管理是脂肪最基础的功能。作为人体重要的内分泌器官之一，脂肪有不少自己的"员工"来帮助它达成目标：比如它会通过分泌"瘦素"影响人的食欲，从而控制能量摄入；它还会分泌"脂联素"，通过影响身体对胰岛素应答的敏感性，引导脂肪细胞进入皮下脂肪，储存到它们应该去的地方。此外，脂肪还有许多亲密的合作伙伴：它会通过甲状腺分泌的甲状腺素、肾上腺分泌的肾上腺素等影响身体的基础代谢率，从而控制能量的消耗。更令人感到不可思议的是，不少研究表明，它还会通过激素传导影响人们的思维，使经历过饥饿节食的人们在面对食物时更加敏感，削弱进食时的自控力。可见，脂肪除了储存能量，还是一个具有很强的协调力和影响力的能量管理者！

二、身体组织和生物活性物质的重要组成部分

脂肪是构成身体细胞的重要成分之一，大脑、肝脏、肾脏等许多重要的器官中都含有脂肪，脑细胞中的髓鞘的80%由脂肪组成。此外，脂肪还构成许多活性物质，它是细胞膜的主要成分，帮助分隔细胞，还可以形成磷脂、糖脂等。

三、维持生理功能

脂肪具有良好的弹性和可塑性，可以对人体及内脏器官起到保

护和支持的作用。同时，脂肪较低的导热性使它成为身体组织良好的隔离层，保障身体和内脏的温度，棕色脂肪还会通过燃烧自己来为身体提供热量，为身体保温。

四、促进营养素的吸收

有些不溶于水而只溶于脂类的维生素，只有在脂肪存在时才能被人体吸收利用。比如维生素 A、D、E、K 等。

五、影响生殖系统发育

不要认为古人将丰满和生殖力联系在一起是荒诞的。多项研究表明，青少年青春期的启动同体脂率的增加有关。比如，女性只有在体脂率增加到 17% 以上时才会启动青春期，而想要在 16 岁之后维持正常的月经周期则需要 22% 的体脂率，这意味着脂肪影响着生命的诞生；但过高的体脂率也会扰乱生殖系统的正常运转，导致生殖能力降低。

六、影响骨骼发育

由于脂肪细胞和骨细胞的来源都是骨髓中的干细胞，脂肪和骨骼好比血脉相通、互相帮扶的兄弟俩。脂肪细胞不仅会影响干细胞向骨细胞的转化，还会通过分泌雌激素影响骨骼的强度。这一影响是双向的，骨细胞也会反过来影响脂肪细胞，骨骼的强壮会促进体脂的增加。

七、影响大脑

我们大脑的 50% 以上都是由脂肪组成的，脂肪不仅是组成大脑的主要成分，也是脑神经细胞正常活动的基本保障，脂肪对我们的大脑可谓至关重要。此外，脂肪分泌的瘦素还会影响大脑的体积和功能，极端饥饿导致的体脂量和瘦素水平急剧减少和下降，可能会导致大脑容量减少、脑组织萎缩。体脂量过高和过低都会使晚年患上阿尔茨海默症的风险提高。

八、影响免疫系统

脂肪可以通过分泌瘦素和脂联素影响单核细胞、巨噬细胞等免疫细胞，从而影响人体的免疫力。它还是淋巴与毛细血管增殖的营养来源，也就是说脂肪可以通过为淋巴与毛细血管供能而帮助人体抵御病菌、愈合伤口。所以，体脂率直接影响着人们抵御疾病的能力。

九、储存干细胞

研究表明，脂肪不仅可以由干细胞生成，还可以储存干细胞。干细胞可以分化为神经细胞、肌肉细胞、骨骼细胞等，它们可以在身体需要时更新重要的组织。

第二章

宫廷贵胄的减肥故事

传说，厌倦宫廷生活的汉成帝决定微服出行，一路游玩到阳阿公主府上，酒过三巡、宴乐响起，一位体态纤美的舞姬缓缓踏入舞池，腰若杨柳扶风，眼含脉脉秋水，舞姿轻盈如燕、翩翩若飞，顿时吸引了汉成帝的目光。这位舞姬就是汉成帝最宠幸的皇后，我国历史上著名的纤瘦美人赵飞燕。

随着农耕文明的兴起和封建王权的确立，远离温饱困境的上层社会衍生出了多样化的审美情趣，胖与瘦进入"环肥燕瘦"平分秋色的时代。为了迎合偏爱婀娜细腰的权贵阶层，东西方历史上都曾上演过许多"艰苦卓绝"的瘦身故事。

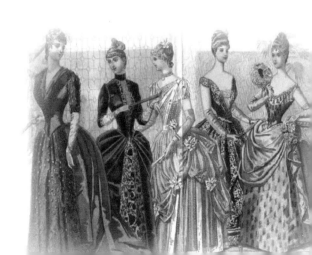

楚王好细腰，宫中多饿死

火爆荧屏的清宫剧《甄嬛传》让许多人记住了宋词中的名句——"嬛嬛一袅楚宫腰"。女子婀娜的细腰为何被称为"楚宫腰"呢？这要从 2 500 年前春秋时期的楚国说起。

楚国地处南方，土地肥沃，人杰地灵，极具地方特色的人文土壤孕育了丰富灿烂的艺术文化。

公元前 541 年，楚共王次子芈围借探病的机会用束冠的长缨勒死了自己的侄儿楚郏敖，随后自立为王，他就是楚灵王。楚灵王是春秋时代穷奢极欲的昏暴之君。他上位后，施以强权、四处征讨，不顾楚国的长远利益和大臣们的劝阻，先后灭陈、蔡两国。公元前 535 年，楚灵王与吴国开战，却败给了对方。面对失败，楚灵王不仅没有痛定思痛、整顿军务，反而劳民伤财、大费周章地下令在湖北潜江龙湾附近的古代湖泊群"云梦泽"内兴建一座极尽奢华的离宫，以转移人们的注意力，达到掩盖对吴战争失败的目的。

这座宫殿名为"章华宫"，中建高台，台高 50 多米，由于宫女登台途中需休息 3 次，又被称为"三休台"。章华台周围修建了大量亭台楼榭，极尽精美。建好高台后，楚灵王便派传臣召集诸侯，来庆贺宫殿落成，大宴宾客，夜夜歌舞不绝。

这位沉溺享乐的楚灵王有一个特殊的爱好，无论男女，只欣赏身材纤弱、翩翩细腰之人。自古以来，君王所好皆为万人所追随，于是，一场看不见硝烟的"战争"在楚国朝廷上下打响了。朝中的一班大臣，唯恐自己腰肥体胖失去宠信，为了仕途纷纷开始节食减肥，一天只敢吃一顿饭。起床整装时，先要屏住呼吸，然后把腰带束紧，再扶着墙壁站起来。时间久了，一个个饿得头晕眼花、面色发黑。席地而坐者想要站起来都没有力气；乘坐车马者，也必须借力于车轼才能上下。

宫中的女子为了得宠，更是竞相瘦身。当时的楚国盛行巫舞，宫中女子皆以善舞为荣。为了取悦楚灵王，展示出高难度的舞姿，宫女们纷纷节食减肥，有的甚至吞下布帛以达到变相缩胃的目的。为此，经常有人活活饿死。"楚王好细腰，宫中多饿死"的典故由此流传开来，而这种小细腰从此被冠以"楚腰"之衔，"章华台"也因此又被称作"细腰宫"。

骄奢淫逸的楚灵王下场自然不会太好。他的弟弟，后来的楚平王仿效哥哥的心狠手辣，亲手杀死了楚灵王的儿子。正在行宫内宴乐歌舞的楚灵王听到消息后心灰意冷，最终自缢身亡。

楚灵王的生命飘散在历史的浩荡洪流中，而"楚王好细腰"的帝王审美及其引发的减肥风潮，在我国漫长的古代史上却并非偶然。

你非细骨轻躯，哪得百粒珍珠

公元前 141 年，汉武帝刘彻登基，他被誉为中国封建社会最杰出的君主之一。汉武帝对内强化中央集权，推行币制改革，盐铁官营，文化统一；对外征战四方，开疆拓土，奠定了中华疆域版图的基础，由此开创了中国历史上三大盛世之一的"汉武盛世"。

尽管在执政能力上与昏庸的楚灵王完全不同，但在审美眼光上，两位君王却如出一辙——都喜欢身材苗条的女子。

相传因为备受宠爱的李夫人香消玉殒，痴情的汉武帝悲痛欲绝、茶饭不思，皇后卫子夫便挑选了美貌绝伦的丽娟前去服侍安慰汉武帝。

丽娟不仅生得皮肤白皙娇嫩，呼气犹如兰花吐芳，而且身体轻柔纤瘦，弱不禁风，颇能激发男人的保护欲。汉武帝对她宠爱有加，每日与她同卧同食，顷刻不离。面对这样一位身材纤弱的美人，汉武帝深恐大风把她如杨柳般的身子刮起来，于是把她安置在琉璃帐内，甚至用衣带系住她的锦被。

丽娟深知汉武帝喜欢她的苗条纤瘦，于是用琥珀做成环佩，悄悄放在衣裙里面，环佩发出声响时，她就对别人说是自己的骨节发出来的声音，可以说是颇有心机。

公元前33年，西汉第12位皇帝汉成帝刘骜即位。他的第二位皇后赵飞燕可以说是我国历史上最著名的纤瘦美人，与体态丰腴的杨贵妃并称为"环肥燕瘦"。

赵飞燕体态极其轻盈，翩翩起舞时仿佛可以被置于掌中。赵飞燕纤腰摇摆、迎风飞舞时，就好像要乘风飞去一般。传说，一日，她穿了一件云英紫裙来到太液池边，在笙歌鼓乐中翩翩起舞，突然间狂风大作，她像风筝一样飘起来，若不是汉成帝赶紧叫乐师们拉住赵飞燕的裙摆，她就要被风吹走了。汉成帝生怕大风再把赵飞燕吹跑，还特地命人为其修筑了一座"七宝避风台"。

宫廷贵胄对于婀娜轻盈的女子的推崇，使得许多依赖皇权生存的女性，特别是舞女、侍女，为了赢得权贵的青睐，义无反顾地投入减肥的大潮中。

这种潮流延续到了魏晋时期。当时富可敌国的富豪石崇，生活可谓极尽奢华。他命人建造的"金谷园"虽比不上楚灵王的"章华宫"宏伟，但依托山形水势，开塘挖湖，清溪潆洄，流水潺潺，园内的装饰品全都是石崇命人从南洋进口的珍珠、玛瑙、琥珀、犀角等各种奢侈品。

石崇府内姿容娇艳的侍女就有上千人，他曾经挑选容貌相似的侍女十几人，穿戴同样的服装、发饰，佩戴玉佩金钗，手拉手绕着殿上的柱子翩翩起舞，昼夜相接、永不间断，称为"常舞"。

石崇爱美人，衡量美女的标准也十分奇特，他将沉香磨成的粉末撒在象牙床上，如果哪位美女经过时没留下痕迹，石崇就赐给她一大袋珍珠；如果谁留下了痕迹，则被勒令节食减肥。于是石府中流传着这样一句话："你非细骨轻躯，哪得百粒珍珠。"

南朝梁武帝萧衍奖励给他手下的清官徐勉一位美人，名叫张净婉。据说张净婉腰围只有一尺六寸，相当于 42 厘米。由于体态轻盈、舞技非凡，"时人咸推能掌上舞"。晚唐的温庭筠用"抱月飘烟一尺腰，麝脐龙髓怜娇娆"来描绘张净婉纤细的腰肢和曼妙的身材。

尽管在繁多的史书记载中，以瘦为美的风尚总是有迹可循，但减肥的风潮仅存在于统治阶级、奢靡权贵的特殊偏好、宴乐消遣与女眷争宠中，具有相当的局限性。即便人们都在赞美美人纤细的腰肢、婀娜的身段，但从"瘦"的字形就能看出，在生产力水平并不发达的古代，"瘦"是和"病"联系在一起的，与"瘦"相关的许多词语都表现出一种疲乏、弱小的病态，距离广大劳动人民加入减肥大军，还有很长的路。

曹植《洛神赋》中的"肩若削成，腰如约素"，将洛神婀娜的腰肢比喻成一束白色的生绢，把腰的纤细和柔美描绘得灵动而形象。腰部是否纤细，在古今中外都是评判身材是否美好的一个重要指征，解开这背后的科学依据还是后话，爱美的人们早已将腰部作为脂肪战争的首要战场。

一部人类与脂肪的作战史，也是半部时尚发展史。时尚与人们对待脂肪的态度一直相互纠缠、相互影响，并最终投射到人们日常所穿着的服装当中。

《脂肪：文化与物质性》一书中写道："服装也是理解脂肪（肥胖）的重要因素。"在从古至今的许多有关服装变革的事件中，我们都能清晰地感受到人类社会在与脂肪的战争中表现出的决绝，而服装对于身材的修饰，首先就表现在对腰部的修饰上。

早在古希腊时代，人们就创造出了塑身衣，那是一种更符合人体结构特点，可将身体脂肪巧妙隐藏起来，呈现出纤细体态，从而凸显女性迷人魅力的服装。

与此异曲同工的是，在我国，春秋战国时期，大臣和宫女们都会通过勒紧宽大的腰带来凸显细腰；唐代女子喜穿一种名为"诃子"的无带内衣，其功效相当于今天的美体内衣；元代出现的"合欢襟"，穿时由后及前，在胸前用一排扣子系合，或用绳带等系束，形制更加接近当今的塑身内衣；明代的内衣"主腰"外形与背心相似，腰侧还各有系带，将所有襟带系紧后可形成明显的收腰效果。[①]

西方的内衣发展史，也是一部讲述人与脂肪的不断斗争的历史。从中世纪开始，欧洲就出现了刻意修饰身材的紧身褡；16世纪初，人们不知是找不到更合适的材料，还是战胜肥胖的决心太过坚定，竟然发明了用铁和木头等坚硬材料制作的紧身胸衣；到16世纪末期，鲸髭、钢丝、藤条等更加柔软有弹性的材质才被用来制作紧身衣，不仅塑造身体曲线的效果更加理想，也减轻了对身体的伤害，此外紧身衣

---

① 陈博君.脂肪战争——绿瘦引领体重管理认知革命[M].北京：中国经济出版社，2018.

上还增加了三角布、纽扣和蕾丝花边作为点缀以增添情趣；进入 19世纪中期，塑形内衣的制作发生了重大变革，内衣上的带眼改用金属环，印度橡胶与塑胶取代了鲸骨作为撑骨质材。1850 年，英国引进胸前系扣的紧身褡，相较早先必须有仆人帮忙在身后系紧的紧身衣，爱美的人们可以更独立自如地穿上这种内衣了，这也是脂肪战争在 19世纪逐渐走向平民化、大众化的象征。之后，这种紧身褡慢慢发展，演变成了当今的美体内衣。

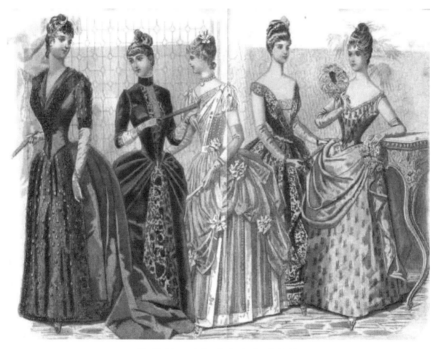

维多利亚时期穿束身衣的女性

　　紧身衣的出现是与古代欧洲社会对女子纤细腰肢的偏爱密切相关的。有野史说束腰起源于宫廷，当时法国的约瑟芬女王偷情怀孕了，为掩人耳目拿布使劲缠住腹部，竟出现了将乳房托高的效果，配以时兴的低胸衣服，乳房清晰可见，一时成为潮流。男性认为束腰只会引起猥亵好色之心，女性却认为这样不仅便于展示珠宝，纤细的腰肢还能让人在走动时摇曳生姿，更能衬托出胸部和臀部的美感。于是，"腰部越细越好"成为当时女性的审美潮流，"蜂腰"成为上流社会评价美人的标准。

只要再克制一下，我就会得到解脱

作为 19 世纪最具代表性的浪漫主义诗人，乔治·戈登·拜伦（George Gordon Byron，1788—1824）的传奇经历和恢宏作品深刻影响了许多人。

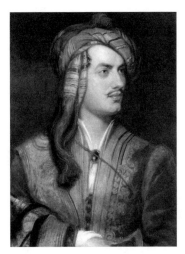

乔治·戈登·拜伦画像
（George Gordon Byron，1788—1824）

德国首相俾斯麦曾在日记中一页一页地抄录拜伦的诗作，俄国诗人普希金在他的作品《致大海》中称拜伦为"思想上的另一位君王"，鲁迅在许多年后仍"记得怎样读了他的诗而心神俱旺，尤其看见他那花布裹头，去助希腊独立时候的肖像。"

拜伦曾在诗中写道："只要再克制一下，我就会解脱。"而事实上，他在个人情感和金钱方面都毫无节制可言。拜伦在短暂的一生中肆意展示着浪漫主义情怀，留下了无数风流韵事，生活中挥金如土，真正算得上克制的行为，大约就是减肥了。

拜伦出生在英国，父母都是没落贵族。他的伯祖父为人蛮横凶暴，因琐事杀人入狱后精神受到了刺激，出狱后有了"邪恶勋爵"的恶名。他的伯父则以每次出海都会遇到坏天气的霉运体质被称为"坏天气杰克"。拜伦的父亲约翰·拜伦虽然外表英俊，但也继承了族人粗暴蛮横的性格，不仅嗜赌成性，还因为欠了赌债而对索债人大打出手，从此被人称作"疯约翰"。

有这么多不省心的家人，小拜伦的童年注定充满苦难。尽管母亲继承了为数不多的遗产，但很快就被挥金如土的父亲挥霍殆尽。不得已，母亲带着小拜伦在小镇阿伯丁过着节俭的生活。拜伦 3 岁时，债台高筑的父亲自杀身亡，客死他乡，这导致了母亲的痛苦与绝望，从此母亲变得情绪不定，喜怒无常。

命运并没有停止对拜伦的捉弄，天生跛足使童年时期的他始终在极度自卑与自尊间徘徊。直到 10 岁那年，他的生活才终于迎来了转机——伯祖父"邪恶勋爵"去世了，而拜伦是他唯一的继承人。

成为勋爵的拜伦不仅继承了一处庄园，而且得以先后进入英国最著名的哈罗公学和剑桥大学深造。在这两所学府中，拜伦以不取媚于群的个性和才华赢得了自己的声望。

彼时，法国大革命带来了强烈的自由解放意识，在崇尚自由主义的剑桥校园中，成年的拜伦开启了诗人的写意人生。走出校园的拜伦出版了自己的第一本诗集，迎来了人生中第一个高光时刻，成为拥有众多追随者的名人，各种演讲、朗诵、游历的邀请纷至沓来。

一个冬日的早晨，苍白的阳光无力地洒在窗前，拜伦在镜中审视着自己的身体——身高 1.74 米，体重 90 千克，长期放荡随性的生活让 18 岁的身体显得虚弱浮肿，毫无生机可言。新定制的燕尾服穿在身上也无法掩盖拜伦的肥胖，加上一只跛足，他的形象实在与美好的诗句不相匹配。从这个时候开始，拜伦渐渐意识到，具有天生易胖体质的他若想塑造良好的公众形象，就必须开始控制自己的体重了。

童年的苦难经历让他拥有异于常人的自尊，也拥有异于常人的意志力。在绝大多数人还不认同"苗条即是美"的 19 世纪初，拜伦率先在自己身上同肥胖开启了一场决绝持久的战斗。

伦敦名医本杰明·哈钦森为他制定了包含运动、蒸汽浴和节食在内的减肥计划。从拜伦的日记和信件中可以得知，从 1806 年 11 月开始，他戒了酒，每天只吃很少的肉，饿了就吃一两块苏打饼干充饥。他在信中写道："我裹上七件马甲，外边还套一件大衣，穿着这么一身跑步、打板球，直到精疲力竭，里里外外大汗湿透，去洗个热水澡，吃上四分之一磅肉。没有晚餐，也没有早餐，一天我只能吃一顿……就这样，我的不太厚的皮肤下面能看见肋骨了……我每天都在变瘦……"①

到 1807 年 6 月，拜伦已经减去了 10 千克左右的体重，变得身材瘦削、体态轻盈，加上栗色的头发、灰蓝色的深情眼眸、雪白而透明的皮肤，如同希腊神话中走出的阿波罗，同曾经胖胖的样子判若两人。他重返剑桥校园的时候，他的一些好朋友甚至都认不出他了。

尽管学校中的朋友们仍旧邀请他放纵饮宴，但拜伦为了保持减肥的成果，十分克制，时常在宴会中有意离开。长期的坚持使他养成了节食的习惯。他给母亲写信时说："过去的很长一段时间，我都控制自己不吃大鱼大肉，只吃土豆、绿叶菜和饼干，我也不喝酒。"

拜伦在游历多国之后发表了长诗《恰尔德·哈洛尔德游记》，在

---

① 会思明.拜伦 [M].北京：中国社会出版社，2012.

伦敦城里声名大噪。公众觉得他苍白纤瘦的样子完美极了，符合人们对浪漫主义诗人的一切想象。他的崇拜者甚至将他描述为"一块通体透亮的白玉"。大众的赞美坚定了拜伦保持身材的信念，良好的形象成为他的一张名片，也成为他接纳自我、抹去童年阴影的良药。

拜伦的朋友记叙了一次和他共进晚餐的情景。被誉为银行家诗人的塞缪尔·罗杰斯准备了精美的晚餐，邀请拜伦和几位诗人朋友共同享用，他发现拜伦并没有拿起刀叉的意思，于是当汤端上来的时候，他问拜伦："喝汤吗？"

"不，我不喝。"

"吃鱼吗？"

"不吃鱼。"

"羊肉呢？"

"一切肉类都不吃。"

"葡萄酒呢？"

"一点儿也不喝。"

"那么，您吃些什么？"

"饼干和苏打水。"

当拜伦得知没有饼干和苏打水的时候，就将土豆用刀叉碾成泥拌着醋吃了一点儿，这就是他的全部晚餐了。

布里亚-萨瓦兰在《味觉生理学》中记述了拜伦1816年在瑞士的节食情况。他"早餐只吃一片薄吐司配茶，午餐是清淡的蔬菜与一两瓶掺白酒的苏打水，傍晚则只喝一杯不加糖或奶的绿茶。整天下来就只吃这些食物，并暗中靠着嚼烟草或抽雪茄来缓解饥饿难耐的痛楚。"①

拜伦自己吃得很少，也不喜欢亲密的人吃太多。他不喜欢看到妻子吃东西，他还认为除了龙虾沙拉配香槟这道"真正女性的、得体的菜肴"，女人就不该让人看见她在吃饭或饮酒。他之所以被同样是浪漫主义诗人的雪莱吸引，有一部分原因在于雪莱是一个厌食症患者。

作为拥有众多崇拜者的公众人物，拜伦带动了一批浪漫主义青年的减肥热潮。拥戴他的青年们都"恐惧肥胖如梦魇"，他的"喝醋减肥法"提倡每天喝大量的醋和水，再加上一杯茶，一个生鸡蛋，通过呕吐和腹泻等不良反应达到清理肠胃的效果，实现体重降低。这种方法不仅在当时被许多人使用，直至今日也有许多尝试者。然而，拜伦因为使一些人患上了厌食症和抑郁症而受到指责，有人认为他的不良饮食习惯给公众带来了负面的影响。

事实上，过度节食也让拜伦患了心理和生理上的疾病。严重的胃病、厌食症与情绪失控让他不得不靠吸食鸦片和喝药酒入睡，这也让他的身体变得十分虚弱。1824 年，拜伦在为谋求希腊解放而奔走的途中不幸遇雨受寒，最终一病不起，在遗憾中走向了生命尽头。

蜂腰与王冠

20 世纪 50 年代，由奥地利演员罗密·施耐德主演的电影《茜茜公主》三部曲风靡全球，让东方世界认识了一位窈窕美貌、纯真幸福的年轻皇后，而历史上真正的茜茜却并非电影中演绎的那般无

---

① 露易丝·福克斯克罗夫特.卡路里与束身衣——跨越两千年的节食史 [M]. 王以勤，译.上海：生活·读书·新知三联书店，2015.

忧无虑。

茜茜公主名为伊丽莎白·亚美莉·欧根妮（Elisabeth Amalie Eugenie），是奥地利皇帝弗兰茨·约瑟夫一世（Franz Joseph Ⅰ）的妻子，奥地利皇后和匈牙利王后。她窈窕美貌是真，纯真幸福却谈不上。

茜茜的一生处于一个没落大帝国的终结时期，她因我行我素的作风被当时的皇室和社会视作异类，家庭和婚姻生活的不幸也让她陷入忧愁与自我否定。

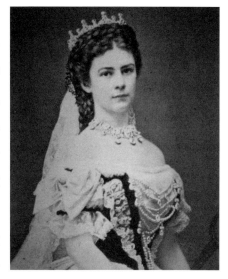

伊丽莎白·亚美莉·欧根妮
（Elisabeth Amalie Eugenie，
1837—1898）

与楚灵王宫中那些"为悦己者"减肥的嫔妃宫女不同，茜茜公主对自身身材的苛刻要求源于寻求自我的主观诉求。

1853 年盛夏，奥地利皇帝弗兰茨·约瑟夫在母亲索菲的安排下来到奥地利西部盐湖风景区的皇家夏宫，与他的表妹——巴伐利亚公爵的大女儿海伦妮举行订婚仪式。

出人意料的是，弗兰茨并没有爱上母亲为他挑选的皇后，而是对海伦妮的妹妹——当时只有 15 岁的茜茜一见钟情，稚气未脱的茜茜不得不接受皇帝的求婚，步入规矩烦琐的维也纳皇宫。

婚后，弗兰茨热烈的爱给了茜茜短暂的幸福时光，随着时光的流逝，丈夫的背叛、婆母的专制、与皇室贵族政见不合开始让茜茜备感压力。与其日渐低落的心情相反的是，在经历了 4 年 3 次生育之后，完全发育的茜茜变得越来越有女人味了。身高 1.73 米的她终生保持着

45~50 千克的体重，腰围也终生保持在令人难以置信的 50 厘米，这在流行"蜂腰"的欧洲宫廷中也是极为少见的窈窕身材。茜茜收获了前所未有的赞誉，非凡的美貌让她声誉日增，也让她明白了美丽是一种力量，必须珍惜。

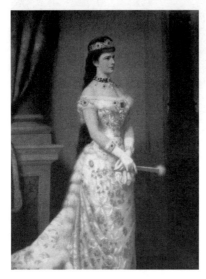

茜茜公主画像

茜茜公主保持身材窈窕的方法全面而多样。饮食方面，她吃得极少，偏爱每天喝一杯热牛奶。为了确保牛奶产自健康的奶牛，她甚至每次外出旅行都买来几头奶牛。这杯鲜奶通常是茜茜一天中唯一摄入的食物，在不喝鲜奶的时候她只吃橘子，或喝几杯用每天新熬的羊腿肉汤与一种特制的法国鸭肉汤调配而成的肉汁。即使是迫不得已参加菜肴丰盛的宴会时，她最多也只喝一些肉汤，吃一小块白面包和一些水果。

同许多女性一样，茜茜也偏爱美味的甜点，每当看到饼干、点心、蛋糕的时候她也会不可抑制地多吃一些，但之后她则会更加严格地节食。如此严格的饮食控制甚至一度使茜茜的身体因饥饿出现了水肿。

运动是美丽皇后的另一大爱好。茜茜公主有着精湛的骑术，在蓝天白云下驰骋的感觉让她找到了短暂的自由感觉，而骑马时穿着的服装让她纤瘦的身体显露无遗。她让人依照自己设计的样式用细鹿皮缝了一件非同寻常的紧身衣，在紧身衣外面穿一条长款紧身半截裙，娇美的身躯被当时的随行摄影师和画匠记录了下来，成为留在人们印象中的经典形象之一。

这位美丽的皇后还十分热衷于在用餐之后进行长时间的散步。因为她走得很快，陪同她的宫女总要费很大的劲儿才能跟得上她。"我从来不觉得累，"她说，"人们每走一步，都必须从上一步的疲倦之中恢复过来。"

身姿矫健的她恨不得自己是一只轻盈的蝴蝶。除了暴走，为了使身体每一处肌肉都得到锻炼，使它们不至于因为长期的节食而萎缩，茜茜公主每到一个地方都会在那里建造一个体操馆，专门用于她每天的锻炼：双杠、吊环、哑铃、举重、击剑，练习强度非常大。她到了晚年仍然可以身着紧身晚礼服套装，在各种器械上灵巧自由地摆荡，但在当时非常保守的社会氛围中，奥地利皇后在单杠、双杠上做运动是一件非常不体面的事。①

茜茜公主还是紧身衣的忠实消费者，为了通过紧束使自己的身材保持极端苗条，她一度将自己的腰围束至 40 多厘米。当时妇女的紧身胸衣前端的钢丝是分离的，要用钩子和钩眼将前端勾牢，茜茜胸衣前端的皮革是在巴黎制作的，更加坚固结实，有时茜茜甚至需要花上一个小时将胸衣系牢。事实上，茜茜的每件胸衣只穿几个星期，甚至连皮革都不能满足她的需要。②

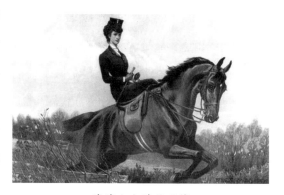

茜茜公主骑马画像

①　茜茜公主和国王丈夫——相爱之人为何成怨偶.环球网，2013 年 9 月。
②　布里姬特·哈曼.茜茜公主 [M].北京：商务印书馆，2013.

茜茜公主展现给大家的是她非同寻常的美貌与婀娜身姿，然而在追求"蜂腰"这条路上，付出巨大代价的远不止她一个人。

同楚国节食饿死的宫女命运相似，长期过度束紧腰部，不仅会让人呼吸不畅，还可能导致人出现暂时性昏厥，还会使人的两肋出现长而深的伤口，甚至发生过多起因肋骨过度受压插破肝脏而使人丧生的事例。法国外科医生帕雷（Ambroise Pare）曾解剖了几位"腰身纤细的美女"，发现她们的肋骨都是重叠在一起的。不过这些骇人听闻的事实并没能阻止人们不顾一切追求"美丽"，束腰的风尚在欧洲流行了几个世纪之久，并且和我国古代女性"裹足"一样，女孩们在儿童时期就要穿上束身衣，以求在成年后拥有动人的体态。

尽管当时贵族减肥、束腰已成为一种风尚，肥胖不再是丰满而健康的象征，但在这一时期，瘦也并不完全为社会所接受。在当时的欧洲，瘦被认为是脾气差、有气无力和性格忧郁的外在体现。可以说，近代早期是一个胖瘦形象平分秋色的时代。

到了18世纪，启蒙运动主张宗教宽容，却对肥胖格外严苛。"太阳王"路易十四的太子妃帕拉丁夫人在私人通信中哀怨道，她的失宠、愚蠢和堕落都是因为身材"从轻盈到肥胖"，这使她"沦落到丑陋之人的行列"。那时肥胖不是小瑕疵，而是大灾祸。

同时，人们还通过量化的方式深化对身体的认识，体重成了评估健康状况的一个标准。法国博物学家布丰伯爵（Georges Louis Leclere de Buffon，1707—1788）首次指出了身材和体重的对应关系。胖和瘦不再是模糊的印象，而是一套建立在体重数字基础上的标准。

布丰认为，一位身高1.80米左右的男子，体重以80~90千克为宜，如果体重为100千克左右，就"已经算胖了"，到115千克就是"非常胖"，超过125千克就是"非常笨拙"。

有了身高和体重标准，肥胖就被看作一种疾病。1751 年在法国出版的《百科全书，或科学、艺术和工艺详解词典》中第一次出现"肥胖症"条目，即"身体过度丰满"，是一种"与消瘦相反的疾病"。尽管这时的肥胖症并不是科学意义上的疾病，而是一种社会观念中的"病"，具有性别和阶级的歧视意味，但这标志着随着生产力和科学技术的进步，一场以古老风尚为开端的脂肪战争已经拉开了序幕，向着更大的规模、更复杂的局势演进。

第三章

肥胖的平民化进程

19 世纪 30 年代，被称为"近代统计学之父"的阿道夫·凯特勒（Adolphe Quetelet）在进行一项有关公众健康的研究时，为了区分不同研究对象的胖瘦程度，提出了"身体质量指数"（BMI）的概念。从此，胖瘦不再是人们的主观感受，而有了清晰可循的判断标准。

工业革命浪潮影响下的社会变革改变着人们生活的方方面面，"身体质量指数"的提出标志着肥胖问题开始向社会各个阶层蔓延，逐渐由贵族走向平民，成为影响公众健康的重要因素。

在这样的背景之下，减肥成为社会性话题，减肥专家层出不穷，减肥产业也开始悄然萌芽。

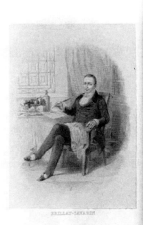

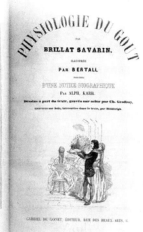

工业革命来了

任何事物都无法孤立存在，波澜壮阔的时代裹挟着社会各个领域向前发展，世界经济格局的变化，社会阶层的变化，科学技术的发展，都影响着人类与脂肪的战争的地域重心及其广度、深度，它与整个社会的变化呈现出高度的协同性。

18—19 世纪，第一次工业革命浪潮席卷了欧洲，以英国为首的欧洲国家，在纺织机的轰鸣声中率先找到了现代文明的入口，开启了经济、科技、社会大发展的新时代。伴随着欧洲大陆的颠覆性发展，这一时期人们对于肥胖的对抗也集中地发生在这里。

从 15 世纪开始，持续了 3 个多世纪的圈地运动促使欧洲原有的封建农业向资本主义大农业、大牧业发展，由于土地的集中，土地所有者更愿意投资新的农作物，追加好的肥料，使用更好的工具，改进排水系统，采用先进的耕作方式。①

农牧业革命为欧洲的农牧业生产带来了一系列的技术改良和新技术发明，有效地提高了粮食和家畜的生产效率，为人们提供了大量廉价的谷物和肉类，食品工业也在这个时期实现了快速的发展。1829年，世界上第一个工业化规模生产的罐头厂诞生。1872 年，美国人发明了喷雾式奶粉生产工艺，1885 年，乳制品生产正式成为工业生产的一部分。② 这一切让欧洲人的餐桌像土地迅速由贫瘠走向肥沃一样，

---

① 来自百度百科——英国圈地运动。
② 袁林.西餐文化对中国饮食观念和食品工业的影响［J］.食品工业.2018，第 8 期.

由单调走向丰盛。原本为饥饿担惊受怕的人们终于不再为食物发愁，而他们的身形也随着口腹之欲的满足日渐膨胀起来。

随着饮食水平的提高，人们对疾病的抵抗力大大增强，这导致欧洲的人口实现了前所未有的快速增长。从 1750 年到 1850 年，欧洲人口从 1.5 亿增加到 2.7 亿，几乎翻了一番。到了 1900 年，欧洲人口已达 4.2 亿，50 年间增长的人口数量达到了 1750 年的人口总量。[①]

人口增长带动了日用消费品需求的增长，加上海外市场的不断开拓，新的制造方法相伴而生，欧洲各国的制造能力急剧提升，成就了轰轰烈烈的工业革命。

伴随着工业革命带来的生产力进步、经济结构转型和城市化，欧洲的社会结构也开始发生明显变化。当赖以维持地位的土地不再是主要的财富来源，不事生产的贵族阶层不可避免地走向没落。资产阶级精英包括律师、医生、政府工作者、作家等，在这个工业化的世纪越发壮大，影响力与日俱增。那些受店主雇用的普通中产阶级，虽然收入较企业家要低很多，但也拥有一定的财富，开始对生活品质有了更高的追求。

与贵族追求华丽繁复的艺术、推崇奢侈闲适的生活不同，尽管中产阶级有着向上学习的野心，但更加务实，他们追求的是精致和有品质的生活方式，大众品位逐渐形成。表现在饮食方面，他们不会推崇丰盛的大餐和大吃大喝，而是讲究对食材的搭配，精心烹饪，追求健康。这一时期出现了一批美食专家，他们撰写评论，对菜品的口味、摆放方式、餐具的布置、用餐环境等进行了一系列的评价，把用餐这件事推到了彰显品位的高度。

---

① 费利克斯·吉尔伯特.新思文库·现代欧洲史［M］.北京：中信出版社，2016.

19 世纪也是人类科技研究取得突破性进展的时期。资本主义的进一步发展需要科技创新的推动，而第二次工业革命的到来为科技的发展打下了一定的基础，提供了雄厚的经济条件，各种专业科研机构纷纷设立，化学、生物学等学科逐渐成形，在此基础上，医学也有了长足的发展，这为人们揭开脂肪的真面目、进一步了解脂肪与人体的复杂关系奠定了基础。

如果说在 18 世纪和之前的社会，人们对于脂肪的认知还处于模棱两可的阶段，那么从 19 世纪开始，人们逐渐达成了抵制肥胖的共识。肥胖不再是少数人所关注的问题，减肥也不再是宫廷贵族的专利。

随着食物的丰盛、肥胖人口的增加和人们对于健康与美的不懈追求，对抗脂肪的战争开始波及中产阶级、工人阶级，甚至富裕的农民。

胖瘦衡量标尺的出现

我们说一个人胖或瘦，总是根据自己的判断标准，是一种主观认知。在人们对脂肪的态度还模棱两可的漫长时光中，在爱人眼中，"环肥燕瘦"总是恰到好处的。那么，当整个社会对肥胖的认知达成共识的时候，如何去判定一个人是胖是瘦呢？

标志着脂肪战争走向社会化的，是一个衡量肥胖程度的指标的出现。这个指标就是我们今天常说的"身体质量指数"（BMI）。

1796 年，一个男孩在比利时甘特市的一个小商人家庭诞生，在那里，他度过了无忧无虑的童年，并在青年时期显示出了卓越的数学才能。他就是被称为"近代统计学之父"的阿道夫·凯特勒（Adolphe Quetelet，1796—1874）。

1819 年，年仅 23 岁的凯特勒在根特大学获得博士学位。由于数学成绩出类拔萃，他被安排在布鲁塞尔雅典娜学校从事数学教学工作。1823年，比利时政府决定筹备建设天文台，凯特勒被派往巴黎学习天文学。

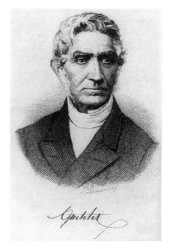

阿道夫·凯特勒画像
（Adolphe Quetelet，1796—1874）

在法国学习的这段时光是凯特勒日后走向统计学和概率论研究的重要转折点。在科学研究氛围轻松、学术交流频繁的法国，凯特勒不仅师从法国数学家、天文学家拉普拉斯学习概率论，还同油松、傅立叶等概率论专家学者相识。尽管导师拉普拉斯不久后便与世长辞，凯特勒还是深受拉普拉斯机械唯物论思想方法的影响。

1827 年，凯特勒再次启程赴英国伦敦学习，大量接触了政治算术学派的经济统计学和人口统计学的思想方法。回国后，凯特勒任布鲁塞尔大学教授，讲授天文学、测量学。1828 年，他编写了《比利时综合统计手册》与《概率计算入门》。1829 年，他参与制订了荷兰人口调查计划。1829—1830 年，他先后到德国、意大利、瑞士等国从事地磁测量研究工作。在国外期间，他还接触到人寿保险业务中的实际统计问题，增加了对统计学研究的兴趣。1831 年，比利时从荷兰分离出来后，凯特勒参与主持了新建比利时统计总局的工作。

1835 年，凯特勒在进行一项有关公众健康的研究时，为了区分不同研究对象的胖瘦程度，并将他们的胖瘦程度与健康情况进行关联分析，提出了"身体质量指数"这一指标，用身高和体重平方数的比值来判定人的胖瘦。

其具体的计算方法是：体重的千克数除以身高米数的平方，即身体质量指数（BMI）＝体重（千克）÷身高（米）^{2}。例如，一个人的身高为 1.8 米，体重为 75 千克，他的 BMI＝75÷1.80^2，计算结果为 23.4。

BMI 简单、实用，可反映全身性超重和肥胖程度，在判断人们是否因超重而面临心脏病、高血压等的风险时，比单纯以体重来认定更具准确性。之后，这一指数被广泛地用于医学领域，也逐渐成为全球范围内的"健美标尺"。

世界卫生组织认为，对于 18～65 岁的人来说，BMI 在 18.5~24.9 为正常，25～30 为超重，超过 30 则为肥胖。在 BMI 的精确计量下，科学家可以对某个特定国家或者地区的肥胖者比例进行非常系统全面的统计，使每个人都被划归在"正常""超重"或者"肥胖"的框架之内，肥胖者（现象）顿时无处遁形。

在凯特勒堪称辉煌的学术生涯中，BMI 的提出并不是最耀眼的。然而，这一项指标的出现，却将人们身体的胖瘦程度纳入社会统计的范畴。这也从一个侧面说明，在当时，肥胖已不再只是个人的私事，而是上升为被整个社会所关注的大众话题。

层出不穷的"减肥专家"

随着参与脂肪战争的人越来越多，范围越来越广，人们都希望能获得一些经验和技巧来一劳永逸地解决肥胖问题。于是，一些提倡减肥又有一套自成体系的减肥方法的医生、美食家便或有意或无意地成了"减肥专家"。

厨房里的哲学家

法国人布里亚－萨瓦兰（Brillat-Savarin）是早期低碳水饮食减肥的倡导者。他当过法官、市长，还曾流亡美国依靠演奏小提琴谋生。但大众最认可的，还是他美食家的身份。

布里亚－萨瓦兰笃信"国家的命运在于人民的饮食健康"，因此他经过多年的探索，撰写出版了《厨房里的哲学家》一书。这本书的内容包括理论、实例和与美食相关的奇闻逸事，200年畅销不衰，影响甚为深远，成为众多美食家的参考书之一，被誉为"美食圣经"。

书中有大量关于饮食控制和合理饮食的内容，有"论肥胖""肥胖症的预防与治疗"等与肥胖相关的章节。与很多美食家不同的是，布里亚－萨瓦兰并非饕餮之徒，他不仅不会毫无节制地享受美食，还奉劝人们要远离面包、饼干、蛋糕等100多种以面粉加奶油、加糖或加糖和鸡蛋制成的食品，甚至连马铃薯和通心粉都不建议人们多吃。

他提醒读者，如果不控制好体重，将无法尽情享受美食。他还坚信，"凡人都想避免肥胖，就算不幸过重的人也急欲摆脱肥胖"。在他看来，只有一种以严格的医学及科学法则为依据的减肥方式能帮助人们彻底有效地减肥，那就是"严格限制淀粉类食物的摄取量"。

他在书中写道："在过去的30多年中，我与我的饭友交谈过500多次，其中肥胖者也是一个接一个。我得出结论，肥胖的根源十分明显，仅靠谷物和淀粉就会造成脂肪的过剩。"

他指出，美食是一门理性的学问，享受美食的前提是控制体重和保持体型，他还告诫人们，要避免肥胖，需要少吃面包、米饭和土豆等。

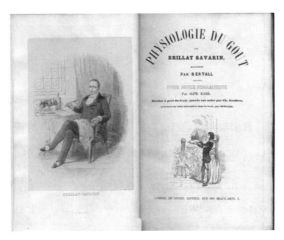

《厨房里的哲学家》书影

布里亚－萨瓦兰将挨饿、低碳水化合物饮食、进行运动奉为减肥的三大法则。这和当今人们惯常采用的减肥方法差不多。事实上，布里亚－萨瓦兰之所以能成为当时最知名的减肥专家，还和他深谙营销之道密不可分。

他先是通过看起来无懈可击的理论赢得大众的信任，以"肥胖即丑"的审美观在公众中制造焦虑气氛，然后抨击那些过度的、不健康的减肥方法，最后祭出他研究已久、简单易行、行之有效的减肥法。除了他所提倡的"抗肥饮食"，他还发明了周边产品"抗肥束带"。他宣称，如果减肥者能够随时穿戴"抗肥束带"，并逐渐收紧束带，将有助于打直脊椎，并可阻止"腹部皮肤因肥胖而延展，如此一来减肥后表皮才不至于松弛"。这一波神操作使他堪称"知识变现"的鼻祖。

布里亚－萨瓦兰凭着可靠的理论依据、详尽的饮食建议与名人减肥逸事，赶上了医学界重视肥胖问题的热潮。他所引领的最新饮食方式影响到越来越多的民众，这些人投注于体重管理的金钱与时间也较以往更多了。

班廷减肥法

在公众减肥领域更具有里程碑意义的是班廷减肥法的出现。1863

年，英国伦敦一位名叫威廉·班廷（William Banting）的退休棺材制造商因为他自费出版的《一封写给公众的关于肥胖的信》以及其中提出的低碳水化合物减肥法而被当时的人们所熟知。

作为一个饱受肥胖折磨的人，班廷曾尝试过许多减肥方法，其中一种是"清淡饮食"，但这种饮食方式却害他体力不振、精神低落，甚至还长出无数小脓疮与两个巨大的痈，不得不接受手术。多年来，他因体重问题住院多达 20 次。他试过游泳、步行、骑马、吹海风、温泉水疗、土耳其浴等减肥方式，甚至还喝了"好几加仑的碱水药酒"[①]，也试过低卡路里的饥饿减肥法，但最后只瘦了不到 3 千克，体力却是每况愈下。

班廷在自己的书中写道："我已经胖到连弯腰系鞋带都没办法，连做一件日常小事都感到异常困难、极端痛苦，这种感觉只有胖子才能了解。我被迫很缓慢地倒着走下楼梯，如此一来才能避免体重增加对膝盖、脚踝所造成的震动。此外，任何轻微的活动都能让我气喘如牛，这种情况在爬楼梯时特别严重。"

无论如何都想瘦下来的班廷，找到了知名的皇家外科学院院士威廉·哈维。哈维是耳鼻喉科医生，当时刚从巴黎返抵英国。他在巴黎时听过生理学家克劳德·伯纳德医生讲述一种新理论，探讨肝脏与糖尿病之间的关联。

根据伯纳德所述，肝脏不仅会分泌胆汁，还会通过流经肝脏的血液制造出一种类似糖的物质——而以高糖多淀粉饮食养肥牲畜的方式亦广为人知。哈维开始思考不同食物成分在糖尿病中所扮演的角色，

---

① 露易丝·福克斯克罗夫特.卡路里与瘦身衣——跨越两千年的节食史［M］.王以勤，译.上海：生活·读书·新知三联书店，2015.

并着手研究脂肪、糖分、淀粉如何对身体产生影响。

班廷自告奋勇成为哈维的实验对象，因此哈维便替他设计了一套饮食计划。这套饮食计划成效卓著，班廷的体重很快就下降到 83 千克，第二年 8 月他更是瘦到只剩下 71 千克。

减掉了 23 千克的体重，威廉·班廷将自己的减肥经验写成了书，并在里面公布了自己的特殊食谱。这份食谱的关键是尽量减少糖类、淀粉和油脂类食物的摄入，而多摄入水果、蔬菜和瘦肉。这种方法就是后来的"低糖减肥法"的前身。

威廉·班廷的节食减肥法在当时引起了轰动，他的《一封写给公众的关于肥胖的信》也因此在英国历史上畅销百年，人们还用他的姓氏"Banting"来命名这种减肥法，即"班廷减肥法"，并衍生出英语中的动词 bant，意为节食减肥。

《一封写给公众的关于肥胖的信》是世界上第一本明确提出通过节食进行减肥的书，它倡导的饮食结构到今天对于减肥的人们依旧有借鉴意义。

其他减肥法

1830 年，牧师格雷厄姆·西尔维斯特提出了格雷厄姆减肥法。他抨击酒精、茶叶、咖啡和过分精制的面粉，并宣扬素食主义和禁欲。他还发明了以粗面粉制造出来的全麦饼干来帮助减肥，这种全麦饼干因其低卡路里和高饱腹感的特征成为后来的减肥代餐争相模仿的对象。

1856 年，英国皇家外科学院的院士穆尔医生出版了收录自杂志《医学时报》的一系列书信，并将此书命名为《丰腴，亦称作肥胖、富态、臃肿——饮食系统新发现的概述，可减轻体重，增进健康》。这本书在出版当年就印刷 3 次，受欢迎程度可见一斑。

此书的创新之处在于将 30 多页的篇幅作为"饮食日记"，穆尔医生采用在书中置入表格的排版方式，让读者自行填写每天的饮食内容与用餐时间；饮食日记下方还有一空白处可记录体重。"勤勉与良好的自我管理，是减肥成功的不二法门"，穆尔医生在书中写道。他的减肥法巨细无遗，目标明确，在当时掀起了一场通过严格自律来减肥的热潮。

在"减肥专家"们不断向社会大众推广减肥方法和健康理念时，好身材的标准也不断倾向"瘦"。1866 年的法语词典中，对"丰满"一词的解释还是"身体状态良好"，到了 1884 年版就变成了"一个胖子"。在这样的社会压力下，欧洲中上层人士采用节食、按摩、泡温泉、爬山等多种方法，不惜一切代价瘦身。

19 世纪末，用按摩敲击的方式"将脂肪震碎"并脱离身体的方式盛极一时。有人将带电磁盘缝在几段丹宁、丝缎和上过药的绒布之中，制造出一种宣称可以通过电磁振动减肥的减肥带，并命名为"波士顿好曲线"，在当时广受追捧。这种怪异荒唐的减肥装置时至今日仍有不同的版本问世，在网络商店、电视购物中随处可见，而且从更新换代的频率来看，显然销路不错。

为了了解瘦身成效，称量体重成为当时的欧洲人日常生活中的一部分。莫泊桑在小说中提到，法国的交际女郎把称体重当作每日清晨的必修功课。作家左拉更是将他 4 天减肥 4 千克、3 个月减肥近 24 千克视为"一个了不起的成就"。

当时欧洲科学界还揭示了肥胖有可能源于人体的内分泌障碍，与饮食和锻炼都没有关系，是一种真正意义上的疾病。但是，人们对此似乎视而不见，并不关心一个人是因为疾病而肥胖，还是因为贪吃而肥胖，而是将所有特别肥胖的人视为"不可接触的怪兽"。可见，科学知识不一定改变社会观念，因为人们更倾向于在社会观念的驱使下选择性地接受科学知识。

揭开脂肪的秘密

我们既喜爱脂肪又厌恶脂肪，那么脂肪究竟是什么呢？好奇的人类一直都没有停止过探索。18世纪和19世纪，蓬勃发展的科学为人们认识脂肪、了解脂肪打开了一扇大门。首次踏入这扇大门揭开脂肪秘密的，是一位法国的化学家。

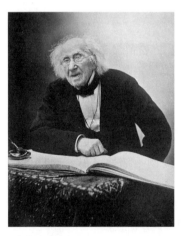

谢弗勒尔（Chevreul，Michel Eugene），法国化学家

1803年，出生于法国西部曼恩－卢瓦尔省的谢弗勒尔离开家乡来到首都巴黎，跟随法国著名化学家沃克兰学习实验化学研究技术。

从1809年起，谢弗勒尔开始进行对肥皂的研究。因为肥皂通常是以油脂为原材料生产的，所以他的研究实际上已针对油脂展开。他首先用盐酸处理肥皂，发现水面漂起了不溶性的有机酸，而后又从中分离出硬脂酸、棕榈酸和油酸。1825年，谢弗勒尔和盖吕萨克一道取得了一项用脂肪酸制作蜡烛的专利，这种脂肪蜡烛比旧法制成的牛脂烛硬，外观更漂亮，发出的光更亮，燃烧时不太需要有人照料，气味也不怎么难闻。对19世纪的人们来说，这是一项重要的改进，因而第二年，谢弗勒尔便入选巴黎科学院。

1829 年 11 月，沃克兰辞世，谢弗勒尔继任了恩师在巴黎植物园的化学教授职位。他在油脂化学物质领域的研究成果，首度从科学的角度揭开了脂肪的真相，结束了世人对脂肪构成的模糊认识，因而日渐受到重视，谢弗勒尔也由此首创油脂化学分支。

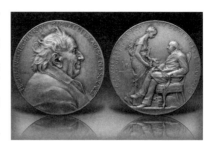

法国造币厂于 1886 年为谢弗勒尔 100 周年诞辰铸造的纪念币

通过反复实验研究，谢弗勒尔发现脂肪是由脂肪酸和甘油结合而成的。脂肪酸是由碳、氢、氧构成的有机化合物，是中性脂肪、磷脂和糖脂的主要成分，在有充足氧供给的情况下，可氧化分解为二氧化碳和水，释放出大量能量，因此脂肪酸是机体主要的能量来源；甘油是无色、无臭且带有暖甜味的一种澄明黏稠液体，当人体摄入食用脂肪时，其中的三酰甘油经过体内代谢分解，形成甘油并储存在脂肪细胞中，因此三酰甘油代谢的最终产物便是甘油和脂肪酸。

脂肪酸的分类方法很多，大家通常比较熟悉的是按照其饱和度将其分为饱和脂肪酸与不饱和脂肪酸两大类。

不饱和脂肪酸组成的脂肪在室温下通常呈液态，大多为植物油，如橄榄油、花生油、菜籽油、玉米油、大豆油、坚果油等；以饱和脂肪酸为主的脂肪在室温下多呈固态，如牛油、羊油、猪油等，多为动物脂肪。但也有例外，如深海鱼油虽然是动物脂肪，但它富含不饱和脂肪酸。

随着后世营养科学研究的不断深入，研究者发现，人们要保持健康，就需要从饮食中摄入一定量的脂肪以维持各项人体机能，其中不饱和脂肪酸对人体很有裨益，具有调节血脂、清理血栓、提高免疫力、补脑健脑、改善视力等众多功效；而饱和脂肪酸摄入量过高，则会造成动脉管腔狭窄，形成动脉粥样硬化，增加患冠心病的风险。

谢弗勒尔的研究从化学的角度给出了脂肪的基础知识，而细胞学说的建立，则带领人们从微观层面一窥脂肪的神秘之处。

1849 年，英国的科学家阿瑟·希尔·哈沙尔通过显微镜观察了脂肪细胞的发育和生长，这意味着人类对肥胖的研究深入到了细胞水平。他认为，某些类型的肥胖，正是由脂肪细胞的大量增加而导致的，这种类型的肥胖后来被称作"增生型肥胖"。

后世的研究和哈沙尔的结论略有不同，一些科学家观察发现，每个成人体内大约有 300 亿个白色脂肪细胞，其组织即脂肪组织，常呈白色，在人类幼儿期大量增殖，到青春期数量达到巅峰，此后数量一般不再增加。大部分的肥胖是脂肪细胞体积的增大导致整个脂肪组织的体积增大造成的。

此外，人们还观察到，细胞内含有大量富含脂肪的小泡，称为脂质泡，富含光面内质网。除了白色的脂肪细胞，还有一种褐色脂肪细胞，主要存在于肩胛骨间、颈背部、腋窝、纵隔及肾脏周围，作用是将脂质分解产热，调节体内脂质比例。[1]

---

① 来自百度百科——脂肪细胞。

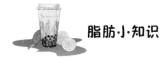

脂肪·小·知识

决定我们胖瘦的是脂肪细胞数量还是体积？

每个成年人体内大约有 300 亿个白色脂肪细胞。那么，决定我们胖瘦的究竟是脂肪细胞的数量还是体积呢？

通常情况下，人体内的白色脂肪组织会在人的幼儿期大量增殖，到青春期数量达到巅峰，进入成年期后数量一般就不再增加了。为了应对不稳定的生存环境，我们的祖先进化出了超强的脂肪储存能力，当脂肪细胞储存三酰甘油时，体积可以膨胀 2～4 倍。在总体数量基本不变的情况下，脂肪细胞的体积越大，人就越胖，而人在减肥之后，体重的减少也不会造成脂肪细胞数量的减少。

此外，我们的脂肪细胞寿命在 10 年左右，它们也在通过新陈代谢不断更新。新的脂肪细胞不断生成，老的脂肪细胞不断死亡，新旧交替的同时也将脂肪细胞的数量维持在一个相对恒定的状态。所以，大部分肥胖现象都是由脂肪细胞体积较大导致的。

值得关注的是，肥胖儿童和青少年的脂肪细胞数量比体形正常的同龄人增长得更多。这表明他们在成年后，即便在每个脂肪细胞的大小都和其他正常人相同的情况下，也会比别人更胖！如果想要维持正常体形，在儿童和青少年时期就肥胖的人要付出更加艰辛的努力。所以，控制体形要从娃娃抓起。

另外，脂肪细胞就像一个容器，在平均 10 年的寿命里，其储存的脂肪也在以旧换新，进行新陈代谢。有研究发现，肥胖者的脂肪细胞分解代谢脂肪的效率要低于体形正常的人，这使得肥胖者脂肪细胞内的脂肪更容易堆积，减肥也变得更难。

尽管大部分肥胖都是由脂肪细胞的体积决定的，但一些新的研究发现，脂肪细胞的数量在某些情况下也在影响着我们的体重，特别是对于肥胖人士来说，脂肪细胞数量的增加会使他们的体重雪上加霜。一项研究表明，当肥胖者体重超过标准体重70%的时候，体内就会开始有新的脂肪细胞生成。也就是说，当单个脂肪细胞储存的脂肪令它们不堪重负的时候，它们就会要求人体增派新的力量，生成新的脂肪细胞以减轻单个脂肪细胞的压力。

此外，还有一些研究表明，人体上下半身的脂肪增加机制也有所不同。上半身在脂肪增加期间倾向于增加脂肪细胞的体积，而下半身则倾向于增加脂肪细胞的数量。

看来，脂肪细胞的体积和数量都会对人体的胖瘦造成影响，特别是对肥胖者来说，这种影响会更加明显。

第四章

进击的脂肪

人们的生产、生活方式随着第二次、第三次技术革命的到来发生了天翻地覆的变化：劳动者结构发生改变，更多人走进办公室成为白领工作者；汽车的普及帮助人们解放了双腿；以电视节目为代表的流行文化使大众娱乐方式更加多样；同时，潜藏在食品工业背后的商业巨头，以各种隐蔽的方式操纵着我们的一日三餐……

肥胖，以前所未有的速度在人类社会中蔓延，成为一种真正意义上的慢性流行性疾病。

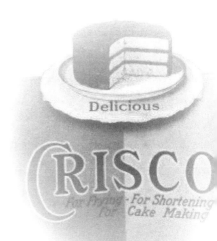

调味品时代到来

到了 19 世纪下半叶，减肥已不仅仅是一种一时兴起的潮流，反肥胖成了人们的共识。

然而，两次世界大战让深陷战争泥潭的欧洲和亚洲再度陷入食品匮乏的深渊。社会动荡、食物供应不足、疾病横行，欧洲积累了数百年的财富在战争中遭受了毁灭性的损失，肥胖的话题在此时显得太过不合时宜，关于肥胖的研究和减肥的文化在欧洲一度出现了停滞。

与此形成对比的是，远隔重洋的美国在这一阶段实现了稳定和快速的发展：得益于较高的生育率和宽松的移民政策，美国的人口实现了快速增长；经济上实现弯道超车，建立起强大的工业和技术体系；文化上承袭欧洲又不受传统的禁锢，形成了特有的大众文化，并通过杂志、电视、广播和电影在世界范围内广泛传播。在美国，关于肥胖的研究更加深入，减肥文化也繁荣起来。

20 世纪是人类历史上科技发展最快的 100 年。生物学、医药学的发展使人们在了解肥胖、对抗肥胖的战争中找到了支点，各种减肥药物应运而生，各种物理移除脂肪的方式也随着外科手术的进步而被探索和实践。一切似乎都在向着更好的方向发展，而现实却恰恰相反，伴随着经济的发展和人们生产生活方式的飞速变化，脂肪正一步步攻城略地，成为越来越多的人挥之不去的阴影。

1916 年 9 月 9 日，全球第一家自主服务商店（piggly wiggly）

在美国田纳西州孟菲斯市开业，它的经营者克拉伦斯·桑德斯（Clarence Saunders）在1917年为这种由消费者自行在货架上挑选商品后再结账的零售店经营模式申请了专利，这就是超市的雏形。

1930年8月，美国人迈克尔·库仑（Michael Cullen）在美国纽约开设了第一家金库仑联合商店（King Cullen），主要出售低成本、高周转率的生鲜食品、日杂用品。当时，美国正处在经济危机时期，迈克尔·库仑根据自己几十年的食品经营经验，精确设计了低价策略，通过连锁开店、大量进货的方式将

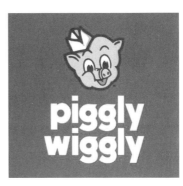

piggly wiggly 和它的品牌形象

平均毛利率降到9%，这和当时美国一般商店25%～40%的毛利率相比，是令人吃惊的。

除了价格低廉，超市的陈列方式使商品种类更加丰富多样，顾客还可以在购买过程中直接接触商品，方便对比和快速采购，这种商业模式很快就风靡全球。

有一项发明也推动了新商业模式的发展。1923年，瑞典工程师布莱顿（Baltzar von Platen）和孟德斯（Carl Munters）发明了第一台使用电动机带动压缩机工作的冰箱，他们的发明被伊莱克斯品牌的创始人温尔格林看中，并正式投入商业生产。技术的进步大幅降低了冰箱的制造成本，冰箱走进寻常的美国百姓家庭，各种冷冻的加工肉制品和冰激凌都被塞进冰箱，变得唾手可得。

超市的迅速发展推动了食品工业的发展。区别于原有的食品市场，当海量的食品成为商品集中陈列在同一个场所，由顾客随意进行对比和选择时，食品的品牌、包装和口味就显得尤为重要。连锁超市

的集中大量采购不仅放大了这一结果，还加速了食品规格、品质的标准化。

为了使自己的商品更具有吸引力，食品供应商开始在产品的包装设计和品牌推广方面进行革新。食品"穿上"了五颜六色、诱人又吸睛的"服装"，供应商还在超市采用一些促销手段刺激人们的购买欲。相比顾客多买了几样原本不需要的食品而导致吃得更多进而发胖，更具摧毁性的是大量食品添加剂的使用。

如果你向一位营养学家请教吃不胖的秘籍，多半会得到"多吃新鲜天然的食品，杜绝加工食品"的忠告。五花八门的食品添加剂就是让加工食品成为营养学家摒弃的食物的原因。

食品添加剂是为改善食品色、香、味等品质，以及因为防腐和加工工艺的需要，而加入食品中的人工合成物质或天然物质。

人类使用食品添加剂为食物保鲜、增色、增味的历史由来已久。早在我国东汉时期，人们就使用盐卤制作豆腐。到了南宋时期，就有了"一矾二碱三盐"的油条配方的记载。大约在800年前，亚硝酸盐就被用于腊肉的制作。公元6世纪，农业科学家贾思勰在《齐民要术》中记载了将天然色素用于食品的方法。在西方，古埃及人用食用色素为糖果着色。公元前4世纪，人们为葡萄酒人工着色。最早被使用的化学添加剂是1856年英国人从煤焦油中制取的染料色素苯胺紫。

为了让超市中的食品更加快速直接地吸引顾客，同时适应被拉得越来越长的食品产业链，食品制造商开始大量使用能让食品不腐坏、更美味、易成瘾且成本低廉的食品添加剂。其中最具代表性的，是反式脂肪酸的大规模使用。

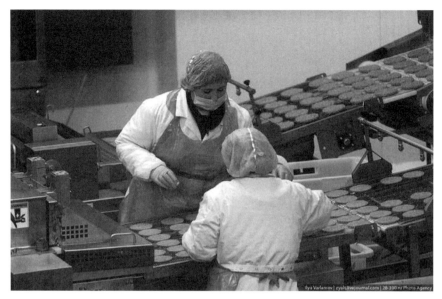

欧洲一家食品工厂正在生产汉堡中的肉饼

食品加工中使用的食用油的主要成分是脂肪酸，脂肪酸又分为饱和脂肪酸和不饱和脂肪酸。动物油脂含饱和脂肪酸较多，植物油含不饱和脂肪酸较多。所谓反式脂肪酸，就是不饱和脂肪酸发生氢化后的产物。

19 世纪 70 年代初，为了让大规模扩张的海军军人和低收入人群也能获得足够的黄油制品，化学家梅热 – 穆列斯（Mege-Mouries）通过向牛油中添加氢化物和脱脂牛奶的方式发明了比黄油更容易保存的替代品——人造黄油，并申请了专利。这一革命性的发明极大拓展了人们日常食用油的来源，当时的法国皇帝拿破仑三世还亲自为他颁奖以示奖励。

到了 19 世纪末，固体动物油脂的产量已经跟不上食品工业的发展了，而大豆油、玉米油等液体油又不符合西方的烹饪习惯。到了 20 世纪初，德国化学家威廉·诺曼（Wilhelm Normann）率先将氢化技术应用在液体棉籽油上，得到了像黄油一样的固体油脂。这一发明完美地将植物油转化为大众所喜爱的固体油，解决了植物油的销路，成为变废为宝的经典案例。

1911 年，日化巨头宝洁公司买下该专利的使用权，将人类历史上第一个用氢化植物油制成的起酥油产品"Crisco"摆上了货架，并开始了大规模的营销宣传——"更经济实惠""全新的口感""比黄油更好"，"人造黄油"开始被更多人接受，一个彻底颠覆食品工业的概念出现了。

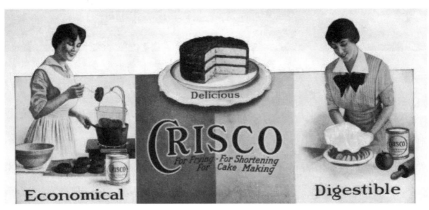

"Crisco"的广告

相比动物油，用氢化植物油烘焙和煎炸的食物口感好、不肥腻。更重要的是，氢化植物油性质更稳定，制作的食物不易腐坏，这不仅适应了食品工业发展的要求，也在冰箱还未普及的年代受到了更多消费者的欢迎。类似的专利技术不断被大公司购买，氢化植物油也逐渐替代动物油脂，成为食品工业的重要原料。1957 年，人造黄油的销量首次超越了天然黄油。

第二次世界大战后，美国迅速攀升的心血管疾病死亡率让所有人都忧心忡忡。当时美国的主流医学研究机构都认为，动物脂肪中大量的饱和脂肪酸是罪魁祸首，而来源于植物的氢化油，被人们看成一种健康的替代品而被更加广泛地加以使用。1958 年，美国国会通过了《食品添加剂法案》。"不完全氢化植物油"被列入"一般认为安全"（GRAS）的清单。也就是说，在食品工业领域，增加氢化植物油的使用是不受限制的。[①]

虽然有着各种各样的名字——植物奶精、起酥油、植物奶油，但其实，它的化学名称是"反式脂肪酸"。它广泛地被应用于各种西式奶油蛋糕、巧克力派、薯片、沙拉酱、炸鸡、饼干、巧克力、蛋挞、咖啡伴侣、冰激凌等食品中。令人垂涎的美味背后，反式脂肪酸却是加工食品导致人们发胖的罪魁祸首。

加工食品中导致人们发胖的另一种添加剂更为常见，那就是糖。

曾经参与主导卡夫和百事等知名食品公司饮料研发的行业权威霍华德·莫斯科维茨发明了食品行业的"极乐点"（Bliss Point）这个词汇。所谓"极乐点"，就是通过修改糖、盐和脂肪的配比，使食客在吃食品时获得感官上最美好的体验。

他认为，某种成分过多或过少，都可能毁掉产品的味道或质感，如果找到恰到好处的那个配比，就能赢得消费者的青睐。因此，他不仅在各种含糖饮料中巧妙地提高糖的添加量来提升口感，还对其他许多食物进行了配方的"优化"，说白了就是改变糖等调味料的配比。他曾说："我优化过比萨，优化过沙拉酱和泡菜。所以在这个领域，我是一个颠覆游戏规则的人。"

众所周知，可口可乐等饮料中含有比我们想象的多得多的糖，

---

① SME.兴风作浪百余载，每年致50万人死亡，世卫组织呼吁将这个魔鬼杀绝.搜狐网，2018 年 5 月。

但糖在我们日常饮食中的渗透还远不止如此。糖在我们常说的"五味"——酸甜苦辣咸里确实有化腐朽为神奇的力量。它不仅能中和苦味、调和酸味，还能够衬托咸味，增加食物口味的层次感。几乎整个食品工业都在研究如何在食物中"科学地"加糖。超市中琳琅满目的糖果点心自然不必细说，即便给人第一印象是咸味的肉罐头、腌菜、香肠、火腿、薯片、速冻水饺，细究起来配料里也都有糖的身影，连主打营养健康的综合谷物麦片中也额外添加了不少的糖。

一方面，食品工业在追求人们口感偏好极致配比的路上不断增加糖的用量；另一方面，人们的味觉在这种极致的优化过程中被"宠坏了"，不仅想要吃到更多甜食，对甜味的反应也变得越来越迟钝。许多食物中，即便加了不少糖，人们也不会轻易地感受到糖的存在。

莫斯科维茨曾经主导的意面酱口味优化，就是通过在不同的意面酱中添加"适宜"的糖，来调配出从浓郁到清爽的各种风味，但是被加工食品"钝化"了味觉的消费者们却尝不出其中的甜味。实际上，一份大约80克的咸味意面酱中含有10克左右的糖，相当于两块半奥利奥夹心饼干。你没有感受到它的存在，却不知不觉将它吃进了肚子。

在20世纪七八十年代，激烈的市场竞争下，食品工业希望通过对人们感官的驾驭研制出让人欲罢不能的食物。糖、脂肪和盐以及其他香料共同作用，形成一个复杂的味觉矩阵。食品工业运用心理学和神经科学的原理，控制各种变量，通过大量的实验收集数据，找到人感官的"极乐点"，让人难以招架地买单。

产品领域的"创新"只是左右20世纪大众生活方式的一部分因素。第二次技术革命推动了一系列新兴工业的发展。

1885年10月，德国人卡尔·本茨（Karl Benz）发明了世界上第一辆汽车，一批作坊式汽车生产公司逐渐诞生。1896年，美国人亨利·福特（Henry Ford）试制出第一台福特牌汽车，7年后建立福特汽车公司，并逐渐用现代化工厂的组织形式实现了汽车的大批量流水线生产，大幅降低了汽车成本，提高了汽车的产量。颠覆人类原有出行方式的汽车日渐走入普通大众的生活，扩大了人们的活动范围，也降低了人们出行所耗费的体力，在随后的几十年里实现了迅速发展和普及。

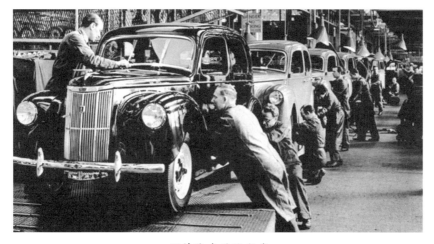

福特汽车的流水线

　　技术革命解放的不只是双脚，还有身体。第二次技术革命使大量工作被机械替代。即便是产业工人，所要承担的重体力劳动也比之前少得多。

　　第二次世界大战后，以原子能、电子计算机的使用为标志的信息技术革命迅速席卷世界。这次声势浩大的技术革命渗透到了社会生产的各个层面，改变了劳动者的结构。用马克思的话来说，"创造财富的力量已经不再看你使用的劳动时间的多少或劳动数量的大小，而是决定于一般的科学水平和技术进步程度或科学在生产上的应用。"也就是说，从事传统体力劳动的人数大幅度下降，越来越多的蓝领工人变成办公室里的白领，变耗费体力为耗费脑力。人们长时间地被绑定在工位上，为了组织或公司设定的目标而埋头苦干，很少有机会进行必要的运动。

另一个迅速崛起并深刻影响人们生活的事物是以电视为载体的大众文化。电视的发明和迅速推广打破了人们认识世界的时空限制，拓展了人们获取信息的方式，将影像世界带入了千家万户。

影像比文字更加直接易懂，没有阅读习惯和文化基础的人们也能轻易从中获得信息，电视节目极大地促进了文化的交流和传播，丰富了人们的生活。以电视为载体的大众文化把地球变成一个"村落"，使不同国家、民族的人们互相了解，促进彼此的沟通和协作。电视节目还寓教于乐、丰富生活，特别是文化娱乐类节目极大地丰富了人们的业余文化生活，满足了大众的精神需求。此外，电视节目还起到了服务大众、引领潮流、带动消费的作用。

然而，对于个人而言，电视节目的日益丰富令越来越多的人囿于客厅的沙发上，成为越来越胖的"沙发土豆"。

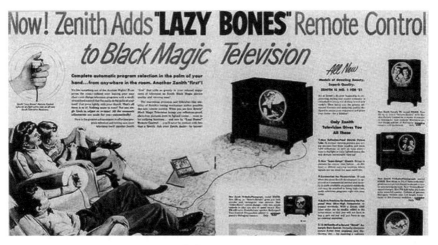

人们使用有线遥控器遥控电视机

科技发展提升了人们的生活质量，也改变着人们的生活方式。人们的一天从轻轻踩一脚油门开始，驶向隐匿于高楼大厦中的格子间，埋头工作整天后回到家，尽情享受各种色香味俱全的加工食品，再在舒适的沙发上度过悠闲的电视节目时光。然而，在现代文明带来种种便利和舒适的同时，脂肪也乘虚而入，偷偷爬进人们的身体。

甜蜜的陷阱

走遍世界各地，无论是欧美人青睐的面包、意面、比萨、土豆泥，还是亚洲人偏爱的馒头、米饭、面条，以富含淀粉的谷物和植物根茎为原料制作而成的各类主食，都是人们餐桌上必不可少的一部分。藏在主食中的碳水化合物，与蛋白质、脂肪一同被称为生物界的三大基础物质。

人类在漫长的采集渔猎劳作中，不仅学会了驯化牛羊等动物，也学会了种植富含碳水化合物的各类谷物，并且逐渐发现，相较于主要来源于动物肉、奶、蛋的脂肪和蛋白质，碳水化合物更加廉价易得，能够使人以最经济的方式填饱肚子、维系生命，人类文明也正是建立在以谷物为基础构建的农业社会之上。由于碳水化合物在被人们咀嚼与消化后转化为各种形式的糖，并以糖原的形式储存在肝脏和肌肉当中，为细胞提供维持生命的能量，所以尽管这种说法并不严谨，但碳水化合物还是在很多时候被人们直接称为糖。

糖，总被人们同甜味联系在一起。在世界各地，不同民族的语言中，都不乏与"甜"相关的词汇，作为人类最爱的味道之一，它由一种甘美的味道引申出了温情、舒适、幸福、愉悦等美好的感受。

人们之所以普遍喜好甜味，正是因为这种味道存在于各种富含碳水化合物的植物种子和根茎中，存在于成熟的水果中，也存在于哺乳类动物包括人类的乳汁中。人们在从碳水化合物中获取生存能量的同时，也在记忆中给这种味道作了美好的标记。糖对于人类发展的贡献并不止于填饱肚子，研究表明，葡萄糖还是人类大脑的唯一养料，正是因为有了糖的供养，人类才进化出发达的大脑，成为地球的主宰者。

尽管糖对人类的生存发展有着百般功绩，但作为一种能量，它同脂肪和蛋白质一样遵循能量守恒定律。人体摄入的糖分若超过消耗量，就会转化为脂肪，囤积在我们的身体上，成为人体的负担。

按照《人类简史》的作者尤瓦尔·赫拉利的说法，农业革命是人类历史上一个最大的骗局。谷物成为人类的主要食物之后，人类饮食结构的平衡性就被破坏了，长期单一的饮食结构使得各类疾病大规模暴发，特别是糖尿病和肥胖，它们从农业时代开始就伴随着我们。

尤瓦尔的观点非常吸引眼球，但显然立不住脚，且不说在更长的时间跨度里农业革命创造的稳定社会形态对人类文明发展的贡献，在农业社会的漫长年代里，在以米饭和面粉为主食的中国、日本、韩国和东南亚各国，肥胖的发生比例都明显低于欧美等以肉食为主的国家。

真正给人类的身体带来威胁的，是精制糖。

我们之前所说的糖，是营养学意义上的糖，也就是碳水化合物的主要构成。不同糖的甜度是不同的，有些尝起来甜味是若有似无的，而那些甜度较高的食物，在很长一段时间里都是十分珍贵的。人类在生存过程中进化出的嗜甜偏好，让我们不满足于那若有似无的一点点，总希望能甜一点儿、再甜一点儿，于是，甜味剂就成了人们求之若渴的东西。

在精制糖还没有诞生的年代，蜂蜜是最珍贵的甜味剂。古巴比伦文献中记载了当时有专门为王室提供蜂蜜的养蜂人。埃及法老更是宣布所有的蜂蜜都属于王室，上缴者可以以之来抵充赋税。

那么是谁最先发明了精制糖的制作工艺？精制糖又是如何走向平民百姓的餐桌，进而一步步攻陷我们的饮食清单，变成肥胖助攻手的呢？著名学者季羡林先生曾写过一部 70 万字的《糖史》，为我们详细讲述了精制糖从诞生到量产，绵延数千年的发展历程。

早在我国的先秦时期，人们就从谷物中提炼出了麦芽糖，也就是当时所说的"饴"。不过在粮食经常短缺的古代，谷物显然不是制糖的最佳原料，麦芽糖也只能是丰年盛世里集市上的稀罕物，真正让精制糖实现规模化量产的糖料作物是甘蔗。用甘蔗制糖的技术，一般认为起源于印度，在这片孕育了古印度文明的土地上，聪明的人们开始试着用甘蔗的汁液制糖。佛教典籍《律藏》里记叙了人们将甘蔗榨汁煮沸，再制成粗糖和糖球的工艺。唐太宗还曾专门遣使去印度学习"熬糖法"。不过，当时熬制出的还是紫色的粗糖，有点类似现在的"红糖"。到了宋代，人们才掌握了把糖加工至纯白色的方法，制造出了我们如今常见的白糖。

阿拉伯人在建立横跨欧亚的阿拉伯大帝国的同时，也把蔗糖带到了欧洲，蔗糖成为当时阿拉伯商人获利的最佳商品。他们还垄断了蔗糖在欧洲的供给，蔗糖只能通过阿拉伯人和威尼斯人的辗转贩运，被小心翼翼地分拆成小包，当作药品销售。精制糖作为一种奢侈品，成为欧洲王室贵族权力和财富的象征，以致当时的欧洲贵族竟然以拥有一口黑色蛀牙为荣。

渴望甜味的欧洲人自然不满足于享受味蕾快感的权利被阿拉伯人

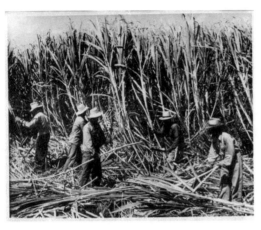

甘蔗园中劳动的工人

控制，他们不断寻找获取蔗糖的新渠道。大航海时代的开启为欧洲带来了香料、茶叶、烟草和可可，也带来了大片的甘蔗种植园。在沾满了黑奴鲜血的甘蔗园里，蔗糖——这种人们钟爱的甜味剂终于被源源不断地生产出来，乘上满载货物的帆船，被运送到欧洲各个繁华的港口，走进城市和乡村，走上千家万户的餐桌。有了甜味的调和，茶、可可和咖啡也得以成为更多人日常生活的慰藉。到了 18 世纪，甜菜也加入制糖原材料的队伍，进一步满足了人们对糖的需求。

工业革命和科技进步带来了食品加工行业的繁荣。为了填满超级市场的货架，食品工厂中的机器夜以继日地生产着各种罐头、香肠、面包、零食，给劳累了一天的人们提供方便快捷的食物。与此同时，食品制造商也在对人类感官不断的研究试探中逐渐发现了添加糖的好处，精制糖从普通的平民调味品一跃成为食品工业的重要原料。

作为一种原材料分布极不均衡的产品，制糖业的发展注定伴随着掠夺与反抗、斗争与角逐。

20 世纪中叶之前，西方各国所消费的大部分蔗糖都来源于加勒比和中南美地区广袤的种植园。美国的糖则主要来自古巴，来自美国的资本家们曾掌控古巴的大部分制糖产业。然而，1959 年古巴革命的成功令双方关系迅速恶化，两国贸易中断，蔗糖成本骤升。太平洋彼岸的越南战争又影响了东南亚的蔗糖供应，令美国的蔗糖供应情况雪上加霜。于是，当时的尼克松政府开始积极寻找蔗糖的替代品。

就在这个时候，日本的高崎义幸博士团队开发出了将淀粉大规模转化为果糖的技术。通过一系列的生物化学反应，从淀粉中提炼出的果糖，可以达到和蔗糖媲美甚至超过蔗糖的甜度。这种果糖以北美高产的玉米作为原材料，不仅价格低廉，而且兼具味道纯正、性状稳定、使用方便等优点，为当时滞销的玉米提供了新的销路，很快就成为食品工业中最受青睐的糖的来源。

人们在不知不觉中摄入的糖越来越多，很快就引起了现代营养学界和医学界的警惕。

随着营养学和医学的发展，人们对于各种食物的营养成分和它们在人体运转中的作用机制都有了更加深入的研究。糖自然是研究的重点之一。

营养学界开始流传糖是一种既不含蛋白质又不含维生素的"空能量"的说法，这种说法让减肥人士对糖充满戒备。医学界的研究对糖更为不利，不少研究表明，过多摄入糖和罹患肥胖症、糖尿病、癌症密切相关。面对舆论的压力，制糖业开始坐不住了。

从精制糖随着技术的进步飞入寻常百姓家开始，制糖就从少数人掌握的技术演变为一个利润丰厚的行业。从 17 世纪到 19 世纪，被冠以"白色黄金"之名的糖，经济和政治地位等同于 20 世纪的石油，影响到战争的开始、帝国的建立、财富的积累和丧失。[①] 当某种东西同巨大的利益息息相关的时候，任何关于它的微妙变化都变得举足轻重。

---

① 加里·陶布斯.不吃糖的理由——上瘾、疾病与糖的故事［M］.李奕博，译.北京：机械工业出版社，2019.

为了维护利益，制糖业使用了堪称教科书式的公关策略，以操控科研结论为武器，一边着手掩盖真相，一边转移矛盾。制糖业先后成立了"国际糖研究基金会""美国糖业研究基金会"等组织，通过资助和整理与糖相关的研究，找出糖对人体有益的证据来引导大众对糖的认知。

1951 年，美国糖业协会（Sugar Association Inc，SAI）出资 300 万美元设立研究基金，向包括哈佛大学在内的美国高等学府提供资助。在制糖业者的精心布局下，一些有关过量食用糖会导致心脏病、癌症的研究项目被迫中止，矛盾被引向饱和脂肪。

1955 年 9 月 24 日，时任美国总统艾森豪威尔第一次心脏病发作。在全面评估了总统的身体情况和生活习惯后，他的健康顾问保罗·杜德利·怀特（Paul Dudley White）提出，总统饮食里有过量的动物脂肪和胆固醇，必须控制这两种物质的摄入以避免血清胆固醇升高和体重增加。随后他召开了一场新闻发布会，向美国公众提出了关于预防心脏病的建议：戒烟，减少脂肪和胆固醇的摄入。[1] 在接下来的演说中，怀特引用了明尼苏达大学教授安塞尔·基斯的研究结果——脂质假说——人体从红肉、奶酪、黄油和鸡蛋之类的食物中获取的饱和脂肪，导致血液中胆固醇的含量升高，血液中过多的胆固醇在冠状动脉中沉积导致了血管的硬化和狭窄，进一步发展就可能阻塞血流并导致心脏停搏。

总统突然发病成为当时一个重要的公众事件，在 20 世纪中期还非常罕见的心脏病，当时对中年人的威胁已经达到了让人恐慌的程

---

[1] 岚·莱斯利.沉冤难雪的脂肪：一份饮食指南和它带来的40年健康灾难［J］.邢浩然，译.环球科学，2016.

度，美国人努力研究这种疾病的起因和治疗方法。在总统健康医生的认同下，安塞尔·基斯的脂质假说一时之间成为对心脏疾病病因的权威解读。基斯也因此声名大噪，还于1961年登上了《时代》封面。

脂肪成为威胁人们健康的元凶。人人谈脂色变，这简直为制糖业找到了最好的替罪羊。敏感的糖业协会迅速抓住了这个机会，并在随后的日子里持续资助相关的研究，从而淡化人们对糖的关注。尽管"低脂饮食能够降低肥胖和心脏病的风险"还只是一个未经验证的假说，但在权威学者、主流媒体、专业机构的推崇下，各种脱脂、低脂概念的食品广受追捧。

争议并非不存在。当时，英国伊丽莎白女王学院营养系创始人、首席营养学家约翰·尤德金（John Yudkin）在研究心脏病的数据时惊讶地发现，心脏病发病概率是与糖类，而不是与脂肪的摄入量相关，并在实验室进行了一系列的动物和人体实验。实验的结果表明，糖在进入血液之前会在肝脏处转化成脂肪。他还指出，人类在过去漫长的演化过程中一直都是肉食性的动物，大约1万年前，大规模农业生产的出现才让碳水化合物成为人类饮食中的主要组成部分。糖，作为一种除去了纤维和其他营养的单纯碳水化合物，进入西方人的饮食系统不过300年；从演化的角度看，300年就好比人类历史中的一秒，就好像是人类第一次食用这种东西一样。

在尤德金看来，人们的健康问题更可能是由近期出现的新食物导致的，而不应归咎于史前人类就开始食用的主食。能量平衡学说的流行，让人们过多地关注人体摄入和消耗的热量，而忽略了人类的身体是一台不断运转的复杂的机器。食物对于人体的作用，可并不止提供热量那么简单。糖的过量摄入，会影响到人体的内分泌系统，让疾病在不知不觉中找上门来。

学术界围绕脂肪和糖究竟谁对健康影响更大展开了一场争论。这表面上只是学术观念的分歧，背后却是不同利益主体的交锋。被制糖业精心掩盖的真相不允许被轻易拆穿，尤德金为之付出了巨大的代价。以安塞尔·基斯为代表的学界权威对尤德金的研究进行了公开围攻，基斯发布了著名的"七国研究"，并指责尤德金"和他背后的商业集团沆瀣一气、传播谬误"。糖业协会故伎重演，组织哈佛大学的专家撰写了心血管项目的研究报告，其中对糖造成的危害轻描淡写。脂肪致病假说和糖致病假说之间的论战不断演化，没有人意识到两者并不是非此即彼的，学者们认为基斯和尤德金只有一方正确。尤德金最终没能抵挡得住脂肪致病假说学派的攻击，他所在的学校撤销了他的办公室和实验室，并终结了他的研究事业。

制糖业对舆论的操纵显然是有效的。1980 年，美国政府在反复咨询了美国最权威的膳食营养学家之后，发布了第一份膳食营养指南，其中特别提到，人们要减少饱和脂肪和胆固醇的摄入。这份营养指南一经发布就引起了全球关注，人们一边听从指南的意见，尽量减少肉和蛋的摄入，一边暗暗为工业社会带来的物质丰富感到欣慰。一份膳食指南，表面上看是几亿民众的饮食指南，背后是农产品和食品行业利益平衡的结果。它的影响非常广泛，营养师根据指南为客户调配饮食，医生根据指南向病人提出建议，食品生产商根据指南对产品配方进行调整。随后几年里，英国政府和我国政府也相继发布了相似的膳食营养建议。

令人感到匪夷所思的是，尽管消费者忠实地听从了这些建议，却并没有变得更健康，反而变得越来越胖，身体健康情况也越来越差。从数据上看，1980 年几乎是美国肥胖率变化的分水岭，居民肥胖率的曲线在 1980 年之后一路飙升——从 1950 年到 1980 年，美国肥胖人口占总人口的比例只上升了3%，而从1980年到2000年，这一比例上升了20%，达到了惊人的34%。英国人口的肥胖率也在这20年间增长2倍之多。现在，有1/3的英国人受到肥胖或者超重的困扰，这使得英国成为欧洲最"胖"的国家。

深受影响的肉蛋奶产业到了20世纪末才逐渐展开了反击，为了让脂肪"沉冤得雪"，许多研究将肥胖的罪魁祸首指向了糖，新一轮的"戒糖"运动在科研人员、减肥专家、舆论媒体的共同作用下逐渐展开。人们从一种恐惧逃向另一种恐惧，从一种焦虑转向另一种焦虑。

糖与脂肪的世纪之战实在是一个很长的故事。人们既喜爱脂肪又喜爱糖，那么令人发胖并危害人体健康的究竟是脂肪还是糖？

英国BBC的一部纪录片《糖油陷阱》（*Well Being：Sugar v Fat*）为了向人们揭秘脂肪和糖究竟哪个对人体损害更大，选择了遗传基因和身体素质十分相近的孪生医生Chris和Xand进行为期一个月的"油糖饮食计划"——Chris只吃脂肪含量高的食物，杜绝吃含糖食物，Xand则相反，只吃多糖食物，杜绝吃脂肪含量高的食物。在控制饮食的同时，他们还要进行智力、体能方面的测验。测验的结果令人意外——一个月后，两个人的体重竟然都下降了！

纪录片的拍摄者得出结论，真正最容易使人发胖的既不是脂肪也不是糖，而是脂肪和糖的混合物。这样的食物在我们的生活中屡见不鲜，奶茶、薯条、巧克力、冰激凌……无一不是"快乐肥宅"的心头好。

有实验表明，老鼠在被允许尽情吃糖或脂肪的时候，都会控制自己的热量摄入，而当面对同时富含糖和脂肪的芝士蛋糕时，却会毫无控制地吃个不停。

为了验证这个结论是否适用于人类，耶鲁大学医学院的研究人员设计了一个行为实验。每位参与者会得到研究者给的 5 美元。研究者将糖类、脂质类和糖与油脂混合类这三类零食分成热量相同的小份，只有口味和体积的区别。实验进行时，参与者面前的电脑将随机选择一种零食出价，参与人只有在自己的报价高于电脑时才能吃到零食并拿到剩下的钱，否则，他们将带着那 5 美元空着肚子离开。计算机随机选择的那样零食，有可能是参与者不感兴趣的，也可能是参与者最爱的那一款。为了避免后报价的计算机"抢走"心爱的零食，参与人必然先把更高的价钱压在上面。经过统计，研究者发现报价最高的零食不是最甜、最大或热量最高的，而是糖类与脂肪混合类的。同时，研究者还对参与者进行了脑部扫描。结果显示，在面对糖和脂肪混合类的零食时，参与者脑部分泌快乐物质的奖赏中枢会异常活跃。

纪录片的拍摄者想要告诉我们，单独吃糖或者脂肪都会让人体有所警觉而进行自我调节，但遇到混合了脂肪和糖的食物时，这种自我调节就败给了大脑中的快感系统，刺激我们不停进食。也就是说，真正让我们发胖的，是糖和脂肪的结合。

这种理论在脂肪的历史上将占据怎样的位置不得而知，但人类对于食物的不同见解确实影响了我们揭开肥胖的真相。在这个过程中，营养学家、知名人士，都给出了自己的见解，如星辰般散落在五花八门的减肥食谱当中。

"肥胖是一种病"

我们常常感叹科技发展的飞速、人类进化的伟大，但回顾历史，在对于肥胖的认知上，从有着辉煌文明的古代，到科技迅猛发展的现代社会，中间实际上经历了非常久的停滞。

尽管早在约 2000 年前，我国的《黄帝内经》就给肥胖贴上了疾病的标签，并且把肥胖分成了肥、膏、肉、脂四类，还细致地描述了它们不同的临床特点。然而，肥胖真正被认为是一种疾病，受到患者群体和医疗界的重视，并且进一步成为慢性流行性疾病，被纳入国家医疗健康体系，其过程是漫长而曲折的。

当你在盛夏的夜晚吃完一顿丰盛的消夜，意犹未尽地回味着羊肉串层次分明的口感，琢磨着要不要再来一罐啤酒的时候，低头摸摸隆起的肚子，想着再这样胖下去可能会被女朋友嫌弃了；当你开着私家车从距市中心 15 千米的家到达公司，然后开始持续几个甚至十几个小时坐在电脑前的专注工作的时候，偶尔瞥见自己越来越粗的大腿，便心生警惕，觉得再这样下去老板和客户一定会认为你是个没有自制力的人；当你按照美妆博主的教程，对着镜子给自己画了一个精致的桃花妆，却发现最近刚出现的双下巴破坏了妆容的美感……你大喊着"我要减肥"，然后果断取消了奶茶订单，你认为脂肪破坏了你的美丽，让你的脸看上去不够"高级"。

当我们抛开社会观念和审美的束缚，身上多囤积一点脂肪，腰粗一点、背厚一点、脸圆一些，短时间内似乎也不会给我们带来什么特别的危害，世界上仍然有为数不少的胖人生活得快乐又自信，肥胖并不会影响他们取得令人羡慕的成就或过上令人羡慕的生活。众所周知，世界上仍旧有许多国家和地区的人认为，肥胖是富裕和美丽的象征。那么肥胖是怎样成为一种疾病的？

细说起来，疾病实在是一个非常宽泛的概念。在人类的生存环境较为恶劣的古代，对于大多数人来说，生存繁衍、吃饱穿暖就是最高的诉求，只有不幸得了致命性高、致残率高、直接危害劳动和生存的伤寒、鼠疫、疟疾、肺结核、癫痫、痛风等疾病的人才会被视作病人。随着人类生产能力的进步和生活水平的提高，那些致命性、致残率不高，却对患者正常的生产生活造成一定困扰的疾病才得到重视，比如白癜风、龋齿、胃食管反流、痔疮等。

到了近现代，中产阶级群体不断扩大，人们都希望自己的身心状态能够趋于完美，对于影响身心健康的情况容忍度越来越低，抑郁症、厌食症、强迫症，甚至是便秘、性欲减退这些在过去并不被认为是疾病的问题越来越受到重视，还出现了像"亚健康"这样内涵较模糊却又广受认同的概念。

除此之外，人们对于"肥胖是不是疾病"的判断，还和肥胖者的数量有着密切的关系。毕竟，从带有阶级意味的"富贵病"，演变成困扰数亿人的"肥胖症"，肥胖者的数量是随着生产力进步带来的人口变化和社会结构变化而出现指数级增长的。

肥胖与疾病的紧密关系在很早以前就被人们所洞察。希波克拉底曾经说："肥胖本身不是一种病，但它是其他疾病的前兆。"

到了 19 世纪初，建立在现代科学基础之上的统计学和医学的相关研究，对于肥胖的疾病属性提出了更加令人信服的证据。1908 年，作为美国大都会生命保险公司第三任总裁的统计学家都柏林（Louis I. Dublin）根据保户调查，在 BMI 指标基础上，制定了平均体重的权威参考指标，并指出：当年龄超过 35 岁，肥胖就会更加显著地影响身体健康，偏离正常体重越远，死亡率就越高。大量的医学研究也证明了肥胖和疾病的密切关系。

第二次世界大战结束后，在主要资本主义国家经济发展的"黄金时代"里，脂肪伴随着经济增长一路高歌猛进、攻城略地，不断侵占人们的身体，成为各类疾病的温床，高血压、冠心病、糖尿病、脑卒中的发病率迅速攀升。特别是心脑血管疾病，由于起病急、发病快、致死率高，一度引起了社会性恐慌。这让医学界不得不更加关注肥胖问题，大量的科研人员投入肥胖和疾病相关性的研究中来。

还记得前文提到过的安塞尔·基斯教授吗？尽管脂质致病假说让人们忽略了糖对身体的危害，但作为一名以营养学和肥胖为研究对象的学者，基斯能作为这个领域的专家备受推崇，除了因制糖业的推波助澜，也因自己的研究硕果。1972 年，安塞尔·基斯的《慢性病日记》出版，该书完善了 BMI 的相关理论，将更加科学的测量计算方法推向了医学研究领域，各种基于 BMI 展开的医学研究不断取得重大进展。通过系统性的研究和实验，现代医学反复证实了肥胖不仅可以引发许多人类的生理、心理问题及社会、经济问题，而且会直接导致一系列给个人生活带来问题、使社会生产力遭受损失、导致医疗费用增加的疾病。

人们越来越清晰地认识到一个非常严酷的现实：肥胖本身就是一种慢性疾病。

20 世纪 80 年代，"肥胖流行病"一词广泛地出现在了新闻媒体上，医生和公共健康官员不断向人们发出警告：一种新的流行疾病——肥胖，正在威胁人类的健康，尤其是孩子们。肥胖不仅影响个人形象，而且成为政府健康部门官员高度关注的问题。

早在 1951 年就提出"减肥行动"计划的美国政府，甚至将肥胖问题提到了"国家安全"的高度来进行讨论。因为政府已经注意到，很多应征参军的青年人因为肥胖问题而被淘汰，如果这个问题得不到有效解决，美国将出现"兵荒"。同样，为了应对日益严重的国民肥胖危机，英国政府也曾制订相应的激励计划，提出向有效减肥的肥胖者发放现金、购物券等奖励。

肥胖的疾病属性从建立在社会观察之上的公众认知，到客观的统计数据与科研结果，再到得到权威机构的认可，用了数十年的时间。1997 年，世界卫生组织率先承认肥胖是一种病，并将"BMI 指数超过 30"作为界定肥胖症的标准，BMI 超过 25 则为超重。紧接着，2000 年和 2002 年，美国食品药品监督管理局、美国国税局先后承认了肥胖的疾病身份，将治疗肥胖的药物和器械以及所产生的费用纳入政府管辖的范围。2013 年，美国医学会认可肥胖是一种疾病，更多的商业保险机构将肥胖症的治疗纳入保险覆盖范围。

肥胖终于取代由营养不良和感染所引起的疾病，一跃成为危害人类健康的主要杀手。世界卫生组织已认定，肥胖是全球成年人最高发的慢性疾病，将其列为世界四大医学社会问题之一。战胜肥胖成为全人类刻不容缓的重大使命。

如今，高血压、高脂血症、糖尿病、冠心病、脑卒中这五种被医学界称为"死亡五重奏"的疾病，都被证实同肥胖有着不可分割的关系。肥胖和这些疾病往往相互影响，彼此诱发。我们回顾历史也会发现，人们对于这几种疾病的认知和对于肥胖的认知，总是紧紧地缠绕在一起的，比如，由流动在血液中的脂肪堆积引起的高脂血症和由肥胖诱发代谢紊乱引起的 2 型糖尿病。

流动的定时炸弹——高脂血症

说到脂肪，浮现在我们脑海中的一般都是那些能够导致肥胖的皮下脂肪。肆意堆积的脂肪让我们变得行动迟缓、大腹便便，它们对健康和美丽的影响是非常直观的。然而，当过量的脂肪日渐堆积在我们看不见的地方，比如血管里，就好像一个看不见的杀手在我们身体中悄无声息地潜伏着，这个杀手可能会在长时间的沉默后，突然跳出来，给我们以致命的打击。这个看不见的杀手就是高脂血症。

科学家研究发现，那些存在于血液中的脂肪是多种疾病的诱因，对人体的健康有着致命影响，堪称"流动的定时炸弹"。

客观地认识这些流动在血液中的脂肪，人们花了很长的时间。

脂肪并不溶于水，它之所以能在血液中流动，借助的是载脂蛋白。乘坐载脂蛋白通过血液在人体中穿梭的脂肪分子里，最主要的是三酰甘油和胆固醇。由于过载被泄漏并且附着在血管壁上的胆固醇是引发高脂血症的罪魁祸首。

1838 年，法国生物化学家首先发现胆固醇存在于人体血液中。在随后长达一个世纪的时间里，科学家逐渐证实了在动脉血管粥样硬化斑块中的胆固醇含量远远超过健康动脉管壁上的胆固醇。并且，在实验中，给实验动物喂食大量的胆固醇确实能引起其血液中胆固醇过多和严重的动脉硬化症，而动脉硬化又是脑血栓和心脏病的重要诱因。

"甜蜜"的疾病——糖尿病

另一种和肥胖密切相关并肆虐现代社会的疾病是糖尿病。

人们对于糖尿病的观察和对于肥胖的观察一样有着悠久的历史。在古埃及统治者雅赫摩斯一世时期的贵族墓群里，考古学家发现了一本珍贵的莎草纸古抄本，其中记录了包括"多尿"在内的许多常见

"贵族疾病"。古埃及人记录的"多尿病",就是我们如今所说的糖尿病。公元前2世纪左右,古代叙利亚的医生也开始对各种"贵族疾病"进行长时间的观察和治疗,并清晰地描述了晚期糖尿病患者的症状。在古印度的皇宫中,"多尿病"也曾流行一时,那时的僧侣们不仅发现了糖尿病"尿糖"的特点,还观察到了1型糖尿病和2型糖尿病的不同特点。[1] 我们不难发现,在古代,糖尿病被重视源于它在贵族中的流行。它的发生实际上与贵族阶层奢靡的生活密不可分,在那个时候,它的发展轨迹就已经和肥胖紧密地联系在了一起。

从18世纪开始,通过一代又一代的科学家坚持不懈的研究接力,糖尿病的发病原理如抽丝剥茧般被层层揭开,并且在近百年的研究中被反复证明——肥胖是催生2型糖尿病的重要因素。长期肥胖的人的糖尿病患病率是普通人的4~5倍,80%的2型糖尿病患者为肥胖者。由于肥胖和糖尿病的紧密关联,糖尿病又被称为"糖胖病"或"糖脂病"。

如今,和肥胖症一样,糖尿病已经是众所周知的世界性流行疾病。根据国际糖尿病联盟(IDF)发布的最新报告,2019年全球约4.63亿20~79岁的成年人患糖尿病(这意味着每11个人中就有1个为糖尿病患者)。预计到2030年,全球糖尿病患者会达到5.784亿,到2045年,数量会达到7.002亿。

更加令人不寒而栗的是,报告还指出,2019年约有420万20~79岁的患者死于糖尿病或其并发症,相当于每8秒就有1个人死于糖尿病,约占全球全死因死亡人数的11.3%。并且在糖尿病所致的死亡

---

[1] 陈东方. 糖尿病历史大发现 [J]. 医药世界,2007.

中，46.2% 的患者年龄小于 60 岁。[①]

除此之外，每年死于高血压、冠心病、脑卒中等疾病的患者数量同样触目惊心，而科学家还在继续研究肥胖同各种疾病之间的关系，并且不断证明，肥胖同部分癌症、神经性疾病甚至心理疾病都有正相关的关系。肥胖，已经成为笼罩在人类身心健康之上一团挥之不去的乌云。

 脂肪小·知识

含有反式脂肪酸的食物

反式脂肪酸是一类对健康不利的不饱和脂肪酸，我们一般接触到的反式脂肪酸，80%～90% 来自氢化植物油，2%～8% 来自乳制品，油在高温下也会产生氢化反应生成反式脂肪酸。

反式脂肪酸从诞生之日起就以其低廉的价格和出众的口感成为食品加工业的宠儿，它被广泛用于替代天然奶油生产各种蛋糕、咖啡伴侣，以及冰激凌、雪糕、棒冰等，也被广泛用于替代可可脂生产巧克力，还被用作油炸食品用油。

所以，为了身体健康，我们不仅要少吃零食，也要学会在购买食品时看懂配料表。当配料中出现起酥油、人造奶油、植物黄油等成分，就要小心了。

什么是食物血糖生成指数（GI）？

近年来，随着对人体肥胖形成机制的探索不断加深，人们对糖的

---

① 国际糖尿病联盟（IDF）官网，2019 年全球糖尿病地图 .http://www.diabetesatlas.org/.

摄入提高了警惕。于是，一个备受糖尿病人群关注的概念闯进了减肥人士的视野，这就是"血糖生成指数"（Glycemic Index，GI）。

我们日常摄入食物中的碳水化合物在进入人体后，会经过消化分解成单糖，再进入血液循环，进而影响血糖水平。由于不同食物进入胃肠道后的消化速度和吸收程度不一样，葡萄糖进入血液的速度有快有慢，数量也有多有少，因此，即便是糖类含量相同的食物，对人体的血糖水平影响也有所不同。

加拿大多伦多大学的 Dr. David J. Jenkins 博士和他的同事们在研究中为了找到更适合糖尿病患者的食物，提出了用"血糖生成指数"的概念来衡量某种食物或膳食组成对血糖浓度的影响程度。经过大量的样本研究，科学家将血糖生成指数在 55 以下的食物称为低 GI 食物；血糖生成指数在 55～70 的，称为中等 GI 食物；血糖生成指数在 70 以上的，称为高 GI 食物。一般来说，豆类、乳类、叶类和茎类蔬菜的血糖生成指数比较低，而谷类、薯类、水果相对来说会高一些。食物的品种繁多，加工方式也有所不同，这些都会影响食物的血糖生成指数，所以并不能一概而论。

尽管研究血糖生成指数是为了给糖尿病人群控制饮食制定相对清晰的量化标准，但糖尿病和肥胖的高度相关性以及由糖的过量摄入导致的肥胖人群不断增加，都让我们不得不将它看作一个需要关注的重要指标。

与肥胖相关的疾病

肥胖不仅本身是一种代谢疾病，还会诱发多种疾病。一项由南澳大学的研究者主导的针对身体质量指数（BMI）和多种疾病的关联研究表明，BMI 遗传风险评分偏高与确诊肥胖以及其他 58 种健康风险具有关联性，并和 30 种疾病相关，涉及循环系统、内分泌和代谢系统、消化系统、神经系统、皮肤、肌肉骨骼、呼吸系统、泌尿生殖系统、总体癌症风险等。

让我们一起来看看肥胖会诱发哪些疾病吧。

一、心脑血管疾病

肥胖首先影响的是我们的心脑血管健康，血液中流动的脂肪最终会沉积在血管壁上或堆积在内脏附近。有研究发现，超过标准体重 15 千克的人群中，有 30% 有高血压指征，大部分有高血脂指征，两者都是心脑血管疾病的危险因素。肥胖还是导致冠心病的危险因素之一，一个人每增加 5 千克体重，患冠心病的风险就会升高 14%，患脑卒中的风险提升 4%。

二、癌症

英国科学家通过大量的数据分析得出结论，体重超重及肥胖与 11 种癌症的发生呈现相关性，这 11 种癌症包括：胃癌、结肠癌、乳腺癌、肾癌、食管腺癌、直肠癌、胆管癌、胰腺癌、多发性骨髓瘤、子宫内膜癌、卵巢癌。

三、2 型糖尿病

2 型糖尿病的发病与人的整体代谢状况有明显的相关性，肥胖、高血压、高血脂，都是 2 型糖尿病的重要风险因素。体重正常的糖尿病患者的发病率仅为 0.7%，但中度肥胖者的糖尿病发病率会增加 4 倍，严重肥胖者会增加 30 倍。

四、睡眠呼吸暂停综合征

肥胖是引起睡眠呼吸暂停最重要的因素之一，有 60% 以上的肥胖症患者患有轻重不等的睡眠呼吸暂停综合征，并且 BMI 越高，病情越严重。这是由于肥胖者的颈部和咽部堆积的大量脂肪使咽腔狭窄，睡眠时颈部和咽部周围的肌肉和脂肪松弛塌陷，阻碍了气流的经过，从而导致呼吸暂停。睡眠呼吸暂停综合征会导致人们白天嗜睡、活动减少以及能量代谢紊乱，进而加重肥胖程度，形成恶性循环。

五、脂肪肝

人体肝脏内脂肪堆积的程度与体重是成正比的，重度肥胖者患脂肪肝的比例高达 61% ~ 94%。脂肪肝会引起食欲不振、恶心厌油、头晕、腹胀等身体不适症状，严重的还会引发肝脏病变。

六、抑郁症

一方面，肥胖导致的身体炎症水平上升扰乱人的内分泌系统，进而影响到人的心理状态，导致抑郁加重；另一方面，抑郁症患者分泌过多的糖皮质激素，引起的情绪低落、疲劳感加重又会促进肥胖。此外，肥胖诱发抑郁症还发生在心理层面，特别是青少年因为肥胖引发的自卑常常会导致青春期抑郁。

七、不孕不育

有研究表明，肥胖者患不孕症的概率为正常体重者的 3 倍。尽管体脂率过低会直接影响青春期的启动和生育能力，但过于肥胖对生育显然也没有好处。脂肪从多个方面影响着人的生育能力。比如由肥胖导致的内分泌紊乱会促进雄激素的合成及分泌，进而诱发女性的多囊卵巢综合征，导致不孕不育。

第五章

卡路里之战

  1946 年，一位法国设计师在巴黎推出了一款仅由 3 块布和 4 条带子组成的新式泳装。这种最小化遮掩身体面积的泳装突破了当时人们的观念底线，在社会上造成的冲击不亚于美国在太平洋比基尼岛上进行的核弹试爆，因而被命名为"比基尼"。从 20 世纪初开始，随着人性解放和女权运动的兴起，欧洲女性终于从束身衣的千年桎梏中挣脱出来。然而，随着服装越来越轻便简洁，身体裸露部位越来越多，人们又开始了新一轮的脂肪剿灭战。比基尼，究竟是人性自由与解放的象征，还是新的枷锁？

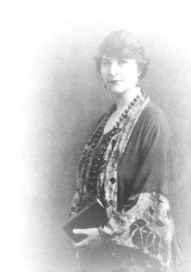

女权、时尚与肥胖

纵观时尚发展史，人们的服装不断向更加轻便、简约的方向演进，不仅是为了适应当时当下的审美情趣，也有着深刻的社会原因。随着工业革命带来的生产方式的转变，截至 19 世纪中叶，欧洲男性服装已经完成了近代化的演进，我们现在看到的西装、夹克、西裤和 19 世纪没有本质的区别。与男装相比，女装演进的过程则要漫长得多。从长裙到热裤的背后，是女性寻求平等和独立的艰难历程，所以近代的时尚史同女权运动发展的轨迹呈现出高度的一致性。

如果说蜂腰是封建男权社会对女性极致物化的产物，女权运动则终于让欧洲女性从令人窒息的紧身衣中解脱出来。可惜的是，摆脱有形枷锁的女性，还是被新的时尚戴上了无形的枷锁。

20 世纪初，既是女权主义发展日益成熟的时期，也是时尚的发源时期。1906 年，设计师保罗·波烈（Paul Poiret）为怀孕的妻子设计了一件将腰线上移的长裙，这件衣服借鉴了崇尚女性自然美的古希腊服装，造型简洁，线条流畅，整体呈直线型，挑战了当时以束紧腰部体现曲线美的主流风尚，令人耳目一新。最重要的是，这种设计让女性终于不用在意腰部是否纤细，彻底从流行了 200 多年的紧身衣中解放了出来，[1] 这个款式的长裙很快便获得了女性的青睐。迅速走红的设计师保罗瞄准了女性解放的诉求，继续发力，借异域风情之名设计

---

① 义琳 . 现代女装的时尚史就是一部女权主义的发展史 . 搜狐网，2017 年 12 月。

了女性穿着的裤子，将裤装带入女性时装领域。

伴随着女权运动的发展，越来越多的时装设计师加入解放女性身体的阵营。我们熟悉的可可·香奈儿（Coco Chanel）女士是其中的代表。她根据男性西装裤设计的女裤第一次让裤子以时装的名义走进人们的视野。随后女裤的发展之路一发不可收拾，并且从阔腿裤逐渐演变为更加便于活动的小脚裤。

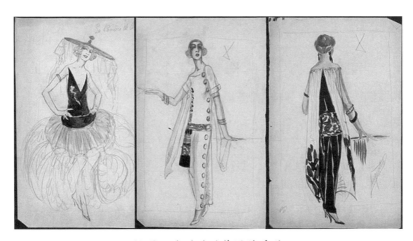

保罗·波烈的时装设计手稿

1946 年 7 月 5 日，一场"亮瞎眼球"的时装发布会在法国巴黎举行。这次展示的服装有些特殊，是由巴黎泳装设计师戴扎伊纳·路易·雷亚尔推出的作品。这套新式泳装最大的亮点，是所用的衣料少之又少，少得甚至令人瞠目结舌，模特米歇琳娜·贝尔纳迪尼穿上后几乎呈现一种全裸的姿态。在记者此起彼伏的镁光灯中，她那姣好健美的身材瞬间展露无遗。

当时正值美国在太平洋上的比基尼岛进行原子弹试爆，而这种极具创新意识的泳装所引发的关注效应，简直可与此事相媲美，因此得名"比基尼"。

不仅是泳装，女性们的日常着装也在向着布料越来越少、露出肢体越来越多的方向发展。女性钟爱的裙子没有在时代演进的道路上止步不前。20 世纪 20 年代，由香奈儿女士引领的"男孩般的摩登女郎"形象悄然流行起来。她所设计的服装和鞋包，倡导赋予女性行动的自由，又不失温柔优雅。姑娘们剪掉长发，穿着低腰宽松的裙子，裙摆不再长及脚踝，而是缩短到了膝盖以下。

到了 20 世纪 60 年代，女权主义和性解放运动进入高潮时期。在当时看来"离经叛道"的英国设计师玛丽·奎恩特（Mary Quant）将裙摆剪短到膝盖以上约 10 厘米，创造了令人惊叹的迷你裙。1966 年，风姿绰约的美国第一夫人杰奎琳穿着迷你裙的照片还被刊登在《纽约时报》上，成为当时性解放和女权运动的最佳广告。玛丽·奎恩特更进一步推出了热裤，方便女性在夏天运动，又一次将女性的大腿肆无忌惮地裸露在大众面前。

当 20 世纪初的女性终于抛弃了她们深恶痛绝的紧身衣，穿上宽松自在的长裙的时候，她们一定没有想到，一场争取女性平权的运动，最终会在时尚的加持之下，给女性带来新的挑战。

在很长一段时间里，人们对女性美好身材关注的焦点都集中在腰部，腿部被盖在长长的裙摆之下，胳膊也少有裸露。时尚潮流更加多元之后，裤装、迷你裙、热裤、比基尼使得人身上多余的脂肪更加无处遁形，无一不在督促想要穿上它们的女性——你必须非常瘦，才能禁得住人们从上至下的打量。

20 世纪 60 年代，人们对瘦的追求到了极致。身高 1.67 米、体重只有 41 千克的 17 岁女孩崔姬（Twiggy）走进了人们的视野，成为时尚界炙手可热的名模。令人皱眉的病态瘦成了女性魅力的标准。时尚杂志也开始用大量篇幅鼓动人们参与到减肥运动当中，使当时的运动服饰销量也水涨船高。

不仅是服装，其他商品也在这种审美潮流的推动下显示出了对脂肪的厌弃。1959 年，美国国际玩具展览会首次曝光了由玩具商露丝·汉德勒（Ruth Handler）设计的一款玩偶——芭比娃

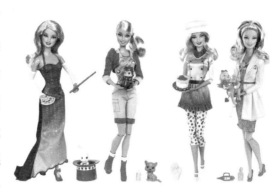

造型多样的芭比娃娃

娃。芭比娃娃一改此前市场上儿童玩偶圆嘟嘟、胖乎乎的宝宝形象，以 16 岁女孩的形象出现，身材婀娜曼妙，按照设定其人物形象身高 1.67 米，体重只有 47~54 千克，三围分别是 90 厘米、62 厘米、89 厘米，真是名副其实的魔鬼身材！在身份设定上，芭比娃娃也一改之前洋娃娃乖巧可人的玩偶设定，被赋予学生、教师、明星、工程师、兽医、运动员等 80 多种形象。芭比娃娃的发明者露丝·汉德勒还邀请了服装设计师夏洛特·约翰逊为芭比娃娃设计服装，将芭比娃娃打造成走在时尚前沿的独立女性。

芭比娃娃受到了孩子们的热烈欢迎，第一年就卖出 35 万个。不仅孩子们爱芭比娃娃，成年人也对芭比娃娃具有浓厚的兴趣，芭比娃娃就如一个完美的偶像，成为人们追逐的目标。

人们对于瘦模特和芭比娃娃的趋之若鹜引起了女性主义者的警惕。逐渐觉醒的女性主义者终于意识到时尚不仅是打破传统桎梏的利器，同时也和消费主义一起为女性戴上新的枷锁，只是这种枷锁更具有隐蔽性罢了。

于是，反对过度减肥和物化女性的人们开始站出来发声。美国妇

女组织表示，芭比娃娃性感完美的设定为女性设置了不可实现的目标，反而会伤害女性的自尊心，使得她们对自己的容貌和身材感到自卑，因此它不是妇女解放的象征，而且会起到"迫害妇女"的作用。然而，这样的反对力量还是太微弱了，在历史大潮中犹如一阵云烟，很快就被吹散了。

伴随着大众传媒的快速发展，世界上第一个电视减肥节目在美国开播，其宣传口号是"全美女性跟随着电视的引导，只要在家里蹦蹦跳跳就能减掉脂肪。"这种口号对于大批肥胖人士无疑是充满诱惑的，于是各种减肥主题的电视节目大受欢迎，并且持续升温。

时尚的力量还让一些由女性组成的民间减肥组织得以发展壮大。1948 年，一位体重超过 208 磅（约合 94 千克）的家庭主妇伊斯特·曼兹组建了一个名为"理智减肥小组"（TOPS）的社会组织，动员备受肥胖困扰的女性在减肥的过程中相互鼓励和支持。这是第一个以社群模式运营的减肥运动组织，它运营了 50 余年，会员人数高达 20 多万。减肥至此成为"有组织、有纪律的战斗"。民间减肥互助组织不断涌现，1963 年 5 月，美国纽约的家庭主妇吉恩开创了一项名为"体重观察"的减肥运动，这项运动的主旨与"理智减肥小组"类似，但日程计划显得更有规律，参加减肥的朋友们一周一聚，互相支持鼓励，并监督彼此锻炼和节食。"体重观察"一度发展成为美国最大的减肥商业机构。

有趣的是，随着男女平权的发展，男性的形象也有所改变，这种改变也反映在对待脂肪的态度上。《时代》杂志制作了一张图表来反映不同时期男人的身体变化。人们发现，随着时间的推移，男性不断增长的肌肉组织用另一种方式对脂肪和肥胖表示了鄙夷。以芭比娃娃的"男朋友"乔琪兵偶（G. I. Joes）的人物设定为例，1970 年上臂臂围是 30 厘米，而到了 2000 年，就增加到了 42 厘米。[①]

　　尽管随着时代的发展和文化的多元化，时尚潮流不断变迁，强调瘦并不是一成不变的主题，肥胖人士也逐渐有了自己专属的品牌和服装店，但以苗条为美的时髦还远没有过时。到了 20 世纪 90 年代，时尚界再次掀起了新一轮的瘦身运动。

　　1993 年，14 岁的女模特凯特·摩丝（Kate Moss）成为美国时装公司的卡尔文·克莱因（Calvin Klein）的专属模特。凯特身高 1.7 米，体重只有 42 千克，脸色苍白，四肢纤细，目光忧郁。与之相应的是，当时美国的少男少女节食成风，而时装公司既顺应也推动了这种趋势。

　　时尚内衣品牌维多利亚的秘密从这一时期开始举办时尚秀。当身上没有丝毫赘肉的模特们身负美丽的翅膀，穿着豪华夺目的内衣，充满自信地走在梦幻般的 T 台上，全世界都为她们倾倒。人们已经分不清这迷人的一幕到底是为女性自由唱的赞歌，还是加在她们身上的枷锁。

卡路里之歌

　　2018 年，女团"火箭少女 101"的一首《卡路里》火遍全国，成为各大健身房最励志的减肥背景音乐。卡路里是一种能量单位，是指在 1 个大气压下，将 1 克水提升 1 摄氏度所需要的热量。它作为一个

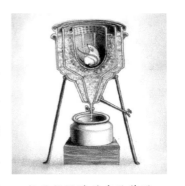

拉瓦锡设计的实验装置

---

　　① 多米尼克·古维烈.时尚简史——一本书带你读懂时尚［M］.治棋，译.桂林：漓江出版社，2018.

热量单位早已在化学课本中被人们熟知，而一个化学名词是怎样同人们的日常饮食以及减肥这件事联系起来的呢？

1780年，化学家拉瓦锡设计了一个有趣的实验。他将一只实验用的小白鼠放到一个具有隔热效果的双层容器当中，将容器置于恒温环境下，在容器内层放置一些冰，又在装置的底部放置热量计，通过计算冰融化成多少水来量化热量。拉瓦锡想以这样的实验模拟人体的能量来源于氧气转化为二氧化碳的过程。此外，他还做了一系列人体静止或运动时的耗氧量实验。实验发现，人体在运动和消化食物的过程中都会增加耗氧量。就是说，能量不能被凭空创造，也不会莫名消失，它们会通过不同物质完成转化。可惜的是，还没来得及将这一研究进行深化，拉瓦锡就在法国大革命的滚滚洪流中被送上了断头台。

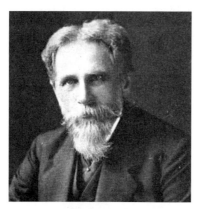

马克思·鲁伯纳
（Max Rubner）

1889年，德国生理学家马克思·鲁伯纳（Max Rubner）以拉瓦锡设计的装置为基础，制造了一台测量更为精确的弹式热量计。

他的观点和拉瓦锡相同，认为从化学的角度来说，焚烧食物与人类分解食物的原理是相似的。在完全隔热的密闭空间内把食物点燃，看食物燃烧的热量能使周围水槽里的水升温多少摄氏度，就可以测定食物的热量值，这个热量值就是我们所说的卡路里。鲁伯纳还认为，无论是碳水化合物、蛋白质还是脂肪，都可以根据其产热值互相替代，其本质都是卡路里。鲁伯纳首次将一个化学上的热量单位同食物联结在了一起。

到了19世纪末，美国著名的农业化学家威尔伯·阿特沃特

（Wilbur Atwater）进一步改进和完善了鲁伯纳的实验，他不仅测量了食物本身燃烧产生的热量，还将人们吃下食物后的排泄物收集起来进行燃烧后测出其热量，两个值相减后就得出了人体吸收的热量。尽管实验方法很简单，但阿特沃特令人尊敬的不仅仅是他敢于批判创新的科学探索精神，还有他异乎常人的耐心和细致。他不厌其烦地找了一批又一批志愿者，尝试了一种又一种食物，共测量了 4 000 多种食物的卡路里，终于在 1899 年编制了一本收录各种食物标准成分和卡路里的手册，并创建了历史上第一个食物热量系统——也就是时至今日我们仍在使用的 4–9–4 阿特沃特系统，即每克蛋白质有 4 千卡热量、每克脂肪有 8.9 千卡热量、每克碳水化合物有 4 千卡热量。

然而，一项科学成果从实验室走进人们的日常生活要经过漫长的道路，有时候路径是出人意料的。也许阿特沃特本人也没有想到，本意是帮助人们提高饮食效率的卡路里表，最终被大众所接纳却是为了减肥。

1918 年，一本名为《食谱和健康：揭开卡路里的真面目》的畅销书风靡全球，彻底让"卡路里"这个词被人们熟知，成为称霸减肥届百余年的"明星"。这本书的作者露露·亨特·彼得斯（Lulu Hunt Peters）医生曾担任洛杉矶加州妇女联盟（California Federation of Women's Clubs）公共卫生委员会的主席，因为在报纸上撰写专栏而备受读者喜爱，可以说是那个年代以专业形象和科学建议赢得大众关注的网红博主了。

彼得斯医生高度推崇卡路里这个词，她认为自己是第一位建议美国民众以计算卡路里作为改善体形方法的专家，并在书中列举了一长串的食物列表，表上的每一种不同质量的食物大约含 100 大卡的热量，读者可以参照食物列表来安排自己的一日三餐。她这么做的目的是让

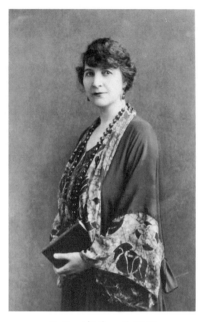

露露·亨特·彼得斯
（Lulu Hunt Peters）

减肥者的注意力从自己吃了什么食物转移到控制摄入食物的热量上，她建议减肥者每日的摄入量不要超过 1 200 卡路里。彼得斯医生这样写道："你应该尽可能多用卡路里这个词，这样你吃东西的时候，就会感觉到自己在摄入卡路里，而非仅仅吃了一片面包、一块派。"

虽然当时国际上通行的食物热量标准是焦耳，但"卡路里"这个概念显然更能给人一种新奇而又亲切的感觉，于是迅速被人们接受，成为营养和健身领域普遍使用的一个能量单位，《食谱和健康：揭开卡路里的真面目》一书也因此畅销了 20 多年，成为后续减肥书籍的典范。不久，低卡路里食谱开始出现，"好莱坞 18 天减肥计划"甚至十分具体地建议人们每天摄入 585 卡路里能量即可，而且最好通过柑橘类水果摄入。

彼得斯在 1924 年出版了史上第一本专门为儿童计算卡路里的著作《儿童（与成人的）减肥书暨热量指南》（*Diet for Children[and Adults]and the Kalorie Kids*），把在当时还非常不被重视的儿童减肥推到了公众面前。

卡路里概念的出现和风靡源于当时人们对肥胖成因的普遍认知，即"肥胖是因为吃得太多、运动太少"。1920 年，英国医疗署官员乔治·纽曼爵士提出"过度摄入食物、不合理地摄入食物，以及缺乏新鲜空气和锻炼"是身体状况恶化的主要原因。他的观点立即得到了社会大众的共鸣，因为大家都有这样的体会：在各种美食诱惑面前，自己的肠胃几乎得不到充分的休息，以致被各种不健康的食物所堵塞。

五花八门的减肥食谱

过多囤积在人身体里的脂肪，之所以引申出愚蠢、迟钝的负面意思，与人类文明推崇的是自我反省、控制欲望等人性美德密切相关。人类自诞生之初，就一直致力于控制自己的动物性欲望，以良好的自制力为荣，以随性纵欲为耻。苏格拉底曾经提出警告："一旦欲望超过自制力可约束的范围，受苦的就不只是身体；届时灵魂会陷入险境，而文明终将凋零。"

然而，"食色，性也"。吃是一切动物摄取能量维持生存的本能。更要命的是，烹饪的发展令吃在本能的基础之上多了一层享受的意义，诱惑加倍，抵御诱惑的战争就变得更加艰难。

既然吃不可避免，为了不败给进食的本能，人们不得不通过调节饮食的内容来达到节食的目的。

总有些充满想象力的人在个人观察和体验的基础上总结经验、进行创造，他们通过改变不同食物的配比、做法、用量，甚至是食用方式，变魔术般地设计出一种又一种减肥食谱，内容五花八门、方式千奇百怪。它们有些看起来寡淡无味令人皱眉，有些则简单易行充满诱惑力，也不乏标新立异、旁门左道或新瓶装旧酒。减肥食谱流传千年，不管内容多么荒谬，实践的过程多么痛苦，与脂肪作战的人们还是对此一往无前、迎难而上。

在食谱的概念还没有形成之前，流传更广的只是一些饮食观念。比如早在古希腊时期，希波克拉底就建议肥胖者多吃素食和新鲜的食物。渐渐地，越来越多和减肥有关的饮食观念汇聚起来，比如富含脂肪的肉类和最能增强饱腹感的主食往往最容易使人发胖，油炸等烹饪方式会使食物饱吸脂肪，香甜的糕点和巧克力最不该吃，等等。

到了 17 世纪，出现了液体减肥饮料。有人调制了一种名为 "panala ala catholica" 的冷饮，宣称它能够消解油腻、减少人体内的脂肪。1653 年，肯特伯爵夫人出版的食谱中也介绍了一种被称为 "甘泉露" 的瘦身饮料，在上流社会掀起了一股热潮。

19 世纪，减肥专家层出不穷，行之有效的减肥食谱是他们推广其减肥方法的最大卖点。狂浪不羁的拜伦一度因为他的喝醋减肥法太过火爆影响了许多青少年的身心健康而备受指责；布里亚－萨瓦兰是低碳水饮食减肥的早期倡导者，他提出的 "在饮食中严格限制淀粉类食物摄取" 的主张成为后期许多减肥食谱的基本原则；班廷的减肥食谱由于倡导 "少糖、少淀粉" 而成为 "低糖减肥法" 的前身；格雷厄姆牧师推出的高饱腹感、低热量的全麦面包开创了减肥代餐商业化的新思路；穆尔医生则通过他的 "饮食日记" 让更多人通过精确的饮食管理控制饮食。19

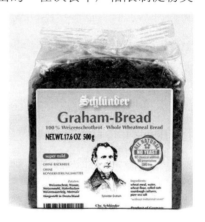

格雷厄姆面包

世纪，减肥专家们的饮食主张已经非常明确和精细化，并出现了一些流派。不过，这一时期的专家们的减肥主张更多是建立在观察和实践总结基础之上的，他们对于食物与人的关系的理解还缺乏科学研究的支撑。

到了 20 世纪，随着脂肪战争的深化，各种减肥食谱层出不穷。有了现代营养学的加持，人们对于食物与人的关系有了更加深入的认识，各种减肥食谱也显得更加有理有据了。

蔬菜水果减肥法

20 世纪 30 年代，香蕉减肥法（Morning Banana Diet）的发明者认为，香蕉是最理想的减肥食品，它不仅营养丰富，而且口感好、热量低、饱腹感强。一档日本的电视节目还曾邀请胖女星体验香蕉减肥法，该女星在一个半月内瘦了 7 千克，这大大增加了人们对于这种减肥法的好感，香蕉一度卖到脱销。尽管后来有研究证明，相比其他水果，香蕉的卡路里并不低，脱脂奶也不一定对人体健康有益，但这两样食物至今仍然受到减肥人士的青睐。

和香蕉减肥法类似的是白菜汤减肥法。它要求减肥者每天只喝白菜汤，可使人在一个星期内减 4.5 ~ 7 千克的体重。尽管长期这么吃非常挑战人的毅力，并且会引起各种营养不良问题，但作为一种短期内收效明显的减肥法，它在当时非常流行。

蔬菜水果减肥法因极低的热量摄入成为快速减脂的撒手锏，在随后的几十年里，苹果减肥法、葡萄柚减肥法、黄瓜减肥法、土豆减肥法应运而生，每经推出都会出现大批追随者。

吃肉减肥法

20 世纪初，北极探险家斯蒂芬森为了探险而住在北部苔原后，非常惊讶于因纽特人的生活方式：他们以钓鱼、打猎为生，吃的是驯鹿、生鱼和鲸脂，几乎不食用任何水果或蔬菜。这种饮食方式不仅能够使其身体强壮健康，在严寒条件下保持体温，而且很少催生出肥胖者。这让斯蒂芬森非常感兴趣，于是他提出了"因纽特人——肉和脂肪饮食"。

为了证明这种饮食的有效性，斯蒂芬森身体力行地长时间采用这种饮食方法，并在纽约的贝尔维尤医院住了好几个月，以便更好地观察效果。他的结论是，这种饮食方法不仅可以使人保持健康，而且可以控制体重。抛开当地极寒的生存环境，高脂肪、高蛋白质、高热量的饮食对于想减肥的肉食爱好者来说，实在太具诱惑力了。

1972 年，一种听上去更具说服力的食肉减肥法出现了。美国的阿特金斯博士（Robert C. Atkins）出版了他的第一本医学专著，他指出导致肥胖的元凶不是脂肪，而是碳水化合物。为此，必须严格戒除碳水化合物，人们应不吃任何淀粉、高糖分食品，而多吃肉类或海鲜，目的是转变身体的新陈代谢方式，由以葡萄糖为燃料的燃糖代谢转变为以体内储存的脂肪为燃料的燃脂代谢。

阿特金斯饮食减肥法，又被称为低碳减肥法、高蛋白质减肥法、食肉减肥法，可谓低碳减肥理论的集大成

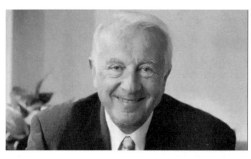

罗伯特·阿特金斯博士（Robert C. Atkins）

者，这与后来风靡全球的生酮饮食是相同的原理。一边吃肉、一边甩脂的饮食主张立刻吸引了备受节食煎熬的人们，在其最盛行期间，在北美，11 个成人里就有一个人采用这种饮食法。阿特金斯很快成为减肥界的领军人物，甚至成了新生活方式的代言人。他的饮食主张掀起了一场颠覆传统的运动，人们抛弃了传统主食，转而热衷于所有高脂肪食物。阿特金斯博士开发的各类减肥食品也让他赚得盆满钵满。时至今日，阿特金斯减肥法仍然受到许多人的追捧。然而，2003 年，72 岁的阿特金斯博士在上班途中摔倒在一块薄冰上，引发了脑出血，最终死于由肥胖引发的并发症。

调整饮食顺序减肥法

20 世纪 30 年代，美国的威廉博士发明了干草饮食减肥法。他认为，不仅吃的内容很重要，吃的顺序也很重要，许多食物都不能与其他食物混合食用。例如，碳水化合物和蛋白质不能同一餐食用，蛋白质只可与非淀粉类食物如蔬菜等同食，蛋白质不应该与脂肪、碳水化合物及水果一同食用，等等。这是最早的关于营养分离的理论之一，也是时尚饮食减肥方法之一，连福特汽车公司的创始人亨利·福特都是这种饮食法的追随者。

1981 年，受到威廉博士启发，朱迪·马泽尔提出比弗利山庄饮食法。马泽尔认为，我们吃食物的顺序使我们体内消化食物的酶混乱，并导致体重增加。她主张减肥期前 10 天只吃水果，然后再慢慢加入其他食物，但蛋白质和碳水化合物必须分开吃。也许是因为起了个自带光环的好名字，比弗利山庄饮食法吸引了不少名人粉丝，马泽尔自己也摇身一变成为好莱坞"饮食大师"。

拥抱大自然的减肥法

1960 年，一位日本哲学家创建了禅宗长寿饮食减肥法。这种减肥法要求饮食中 40%～60% 的热量来自有机粗粮，20%～30% 来自蔬菜，5%～10% 来自豆类、豆制品及海藻，还要求人们按时吃饭，充分咀嚼，保持适量的体力活动和乐观的生活态度。这不仅是一种饮食主张，更是一种源于东方的生活哲学。

1985 年，一种模仿旧石器时代穴居人的饮食方式的饮食减肥法赢得了许多支持者。发明者认为，我们的身体受祖先基因影响，这些基因决定我们吃什么，人类进入农业时代后的饮食打破了祖先的饮食习惯，人们才开始备受肥胖折磨，只有遵循原始人的饮食方式和生活状态，人们才能生活得更加健康长寿。这种减肥法推崇食用各种靠猎杀和捕捞获取的野味和鱼，野生的蔬菜和水果，鸡蛋和坚果，而不吃任何乳制品、谷物、糖、豆类、薯类及加工油。

与吃无关的旁门左道减肥法

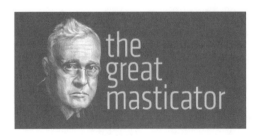

贺瑞斯·弗莱彻（Horace Fletcher）

有些减肥的方式看似和吃有关，实际上和食物本身没有一点关系。

19 世纪末 20 世纪初，美国保健专家贺瑞斯·弗莱彻

（Horace Fletcher）发明了咀嚼饮食减肥法。他主张吃任何食物都应当至少咀嚼 32 次，然后吐出没有吞咽的食物。这样的吃法可以让人充分地吸收食物营养，还不会吃多，从而达到减肥的目的。这种饮食方法可以通过精细的咀嚼增强饱腹感，并且没有任何不良反应，因此风靡一时。为此，他的追随者都称弗莱彻为"伟大的咀嚼者"。

1964 年，罗伯特·卡梅隆出版了一本名为《饮酒者饮食减肥法》的小册子。作者认为，一个人可以通过大量吃肉、大量喝酒来达到减肥的目的。他建议人们吃牛排和三文鱼等优质的肉类，并饮用杜松子酒、威士忌和其他蒸馏酒，因为它们的碳水化合物含量很低。可

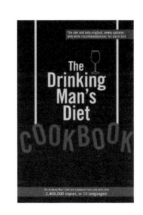

《饮酒者饮食减肥法》书影

能是因为正中酒鬼们的下怀，这本仅仅定价 1 美元的小册子，不到两年就被翻译成 13 种语言，售出 200 万册，成为当时著名的畅销书。

1970 年出现的"睡美人减肥法"建议减肥者服食大量镇静剂以在睡眠中减肥，并且不允许进食。实际上就是通过长时间的睡眠减少人们进食的次数，从而达到减肥的目的。躺着就能瘦，这可能是所有减肥者的美梦，难怪连著名的摇滚歌手猫王都是这种减肥法的支持者。

减肥代餐的生意经

需求创造价值。事实证明，在食品工业发达、人人追求方便快捷

的现代社会，减肥代餐是整个减肥行业的最佳盈利点。各种代餐曲奇、代餐奶昔、代餐营养棒以及各种包装精美、内容丰富、搭配精巧的减脂套餐，都为它们的发明者提供了源源不断的利润，创造了不少致富神话。

不管代餐食物是液体还是固体，是曲奇还是奶昔，代餐减肥的模式都很相似，都是通过食用严格控制热量和营养的代餐食物，加上确保减肥者能够偶尔享用一餐正常饮食的方式达到减肥目的。

1975 年美国佛罗里达州的西耶戈尔博士（Dr. Sanford Siegal）提出了曲奇饮食减肥计划——早餐、午餐和零食均由该品牌的曲奇代替，而晚餐则由减肥者自己做主；1977 年，Thompson 医疗公司推出"超薄快"减肥食品，要求减肥者每天早餐和午餐食用代餐奶昔，搭配一顿正常的晚餐。这种代餐模式降低了减肥人士节食的难度，时至今日仍是许多减肥食品的核心卖点。

五花八门的减肥食谱不一而足，每一种减肥法的发明者都以现身说法的形式向大众证明自己的方法是最正确的，你方唱罢我方登场，在迫切需要减重的人群中掀起一场又一场热潮。

时至今日，各种减肥食谱依然存在。出版于 1908 年的《减肥热与厌食症》一书的作者斯坦福·里德（C. Stanford Read）却早已冷静地洞悉一切。他在书中写道："医学发展日新月异，但大多数医生裹足不前的领域，却免不了让许多没有科学背景、资格不符的人乘虚而入，为众人提供减肥信息。""轻松减肥不费力的荒谬概念让这些'好骗的人们'趋之若鹜。""某些减肥专家可能真心想助人减肥，但大多数减肥专家都明白，名利双收才是他们的真正目的，而他们功成名就的途径就是让好骗的客户掏出钱包，赔上健康。"

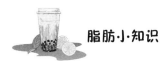

脂肪小·知识

减肥代餐中常见的食物

从 19 世纪格雷厄姆牧师以自己作为品牌形象向人们推荐全麦饼干和全麦面包开始，减肥产业的商业创新就一直没有缺少过减肥代餐的身影。由于健身房、美体中心的扩店能力有限，减肥相关的服务又较难变现，具有快速消费品属性的代餐食品逐渐成为减肥产业的宠儿。代餐粉、代餐棒、代餐奶昔、代餐面条……市场上形形色色的代餐产品层出不穷。代餐产品的原理非常简单，就是以较低热量的食物部分或全部代替日常饮食，同时带来较高的饱腹感。代餐食品往往具有高纤维、低热量、富含蛋白质和多种营养素、易产生持续饱腹感的特性。因为原料和用量比例不同，不同的代餐食品提供给人的营养物质和带来的饱腹感也不同，会直接影响身体对均衡营养的获取和减肥的效果。尽管市场上的减肥代餐产品种类很多，但许多产品的成分是一样的，以下几类食品就经常出现在减肥代餐当中。

一、粗粮谷物

为减肥而苦苦挣扎的人们意识到，相比精米白面，农业社会中的普通大众作为日常食物的燕麦、高粱、玉米、紫米、荞麦等谷物，才是对身体健康更有益的食物。粗粮加工过程简单，保存了许多细粮中没有的营养成分，它们不仅富含膳食纤维，也能带给人较强的饱腹感，满足具有饮食记忆的人们对于碳水化合物的心理渴求，是代餐食品最常见的成分。近年来，原产于南美洲的藜麦以其全面的营养成分和低热量、低糖分的特性成为减肥代餐的新宠。

二、豆类

豆类品种繁多，种植园遍布世界各地。大部分豆类营养丰富，富含植物蛋白质，具有较强的饱腹感，可以帮助人体有效降低胆固醇，还能起到调节血糖、降低心脏疾病风险的作用。豆类也是各种主打蛋白质成分的代餐食品的重要原料。

三、根茎类蔬菜

尽管南瓜、紫薯等根茎类蔬菜也含有丰富的碳水化合物，但它们当中的许多品种都具有高纤维、低热量的属性，也具有良好的饱腹感。魔芋是近年来特别受青睐的减肥代餐食品之一，它因特殊性状而可以产生很强的饱腹感，其所含的多糖类物质还可以维护肠道健康，理所当然地被包装成减肥食品中的新贵。

四、低脂肉类

为了满足人们的食欲和对动物蛋白的需要，许多脂肪含量较低的肉类也被包装成减肥人士的好伙伴，比如脂肪含量只有3%的鸡胸肉和对增强肌肉质量特别有益的牛肉。各种高品质减肥餐中都少不了低脂肉类的身影。

五、水果和绿叶类蔬菜

水果和绿叶类蔬菜所含的营养物质和膳食纤维比较丰富，口感良好，在各类代餐食品中比较常见，甚至某些液体代餐产品主打的就是纯果蔬汁。一些饱腹感较强的水果，如香蕉、牛油果等，也是代餐食品中的"新晋网红"。

第六章

将减肥进行到底

2001 年，根据漫画改编的中国台湾偶像剧《流星花园》在亚洲掀起收视狂潮，剧中女主角杉菜的扮演者大 S 徐熙媛迅速成为当时大红大紫的女明星。

这位对美丽极度执着的女孩随后将自己的美容美体秘籍公之于众，出版了《美容大王》一书，7 天销售超过 10 万册，连续数周登上畅销书排行榜榜首。书中用大量篇幅介绍了保持身体纤瘦的方法，引发无数人效仿。

大众审美对瘦的过度推崇和医学对肥胖的反复警示将胖子们逼到了孤立无援的角落，唯有甩掉脂肪，方能"获得新生"。只是，减肥，实在是太难了……

新的阵地

在整个 20 世纪，人类体内的脂肪随着食品工业的发展和人们对饮食结构的错误认知一路高歌猛进，世界肥胖人口持续增加。与此同时，值得庆幸的是，乘着人类科技发展的高速列车，生物和医疗科技领域都有了长足的发展，在脂肪本身及其相关的病理研究方面都取得了突破性的进展。无论是物理移除脂肪的手术和着眼于抑制消化吸收的胃部手术，还是一系列深入基因领域的研究与实验，不管成败与否、代价几何，都给这场不见硝烟、旷日持久的脂肪战争留下了精彩曲折的故事，也为新的战斗埋下了伏笔。

20 世纪 80 年代起，亚洲国家纷纷崛起，经济的飞速发展和居民生活水平的迅速提高也将肥胖的困扰摆到了人们面前，21 世纪脂肪战争的硝烟已弥漫到社会各个阶层，减肥成为全民话题，并在互联网带来的信息爆炸和偶像文化笼罩下，以更大的规模、更复杂的形式，在东方国度开出各色的花朵。

有血有肉的个体是历史的鲜活注脚。在人类与脂肪艰苦持久的战争中，每一个被肥胖困扰的人都在孤军奋战。

对自己无比严苛的"美容大王"

偶像文化的盛行带来了人们对偶像的效仿。明星的一言一行、身材形象、对事物的态度都影响着粉丝的审美和价值观。

徐熙媛对于美的追求是极致的，为了美可以不惜一切代价。为了让小麦色的皮肤变白，她从 17 岁开始就疯狂钻研各种美白方法，如不吃任何感光蔬菜或容易造成色素沉淀的食物，吃维生素 C，打美白针、抗凝血剂……她几乎尝试了所有坊间流传与专业医生建议的美白秘方。不管春夏秋冬她出门都戴着遮阳帽或可以抵抗紫外线的面罩，并且永远穿长袖长裤，在敦煌 42 摄氏度的高温天气里也穿着风衣。

2005 年，徐熙媛创作的《美容大王》一书在中国大陆、中国台湾上市出售。书中总结了她对身体各个部位的保养心得，细致到牙齿、舌苔、脚后跟、耳洞、唇毛……被媒体称为"自律到变态"的美容秘籍和生活方式引领了一代女孩对身体美的认知，更让人们看到，即便是天资并不出众的徐熙媛，也可以通过严格的自律和不懈的坚持让自己变成光彩夺目的明星。据统计，《美容大王》在中国大陆、中国台湾热卖突破 80 万册，这个销售纪录迄今为止还没有同类型图书可以打破。

徐熙媛的瘦身之路透着一股执着的狠劲儿。由于镜头中的人看起来比实际上胖，为了让自己上镜能够更好看，刚出道时的徐熙媛非常迷恋极度纤瘦的"纸片人"形象。为了达到极度瘦的效果，她可以在坚持健身的情况下连续 3 周每天只吃一根香蕉，并且长期杜绝任何荤食，在对自己严苛的要求下一度瘦到只有 35 千克，还因此患上了厌食症。徐熙媛在《美容大王》中总结了她的瘦身经验——除了节制饮食，还有做运动、使用纤体按摩霜、揉捏按摩和穿塑身内衣等。

经历了多年的明星生涯后，嫁作人妇的徐熙媛开始考虑生子的问题。长期的节制饮食在保证纤瘦身材的同时也让她的身体承受了极大的压力，气血两亏，极难怀孕。为此，徐熙媛不得不结束多年茹素的生活，开始吃各种补品调养身体，身体也随之发福。经历艰难的备孕，徐熙媛夫妇终于喜得一女一子。

来之不易的幸福让徐熙媛备感珍贵，和许多妈妈一样，在怀孕时为了能给孩子提供充足的营养，各种美食和补品攻陷了她原本的极简菜单，又由于生产时经历了危急的情况，产后的进补她也是丝毫不敢落下。产后复出的徐熙媛因为臃肿的身材、饱满的面庞受到了网友非议。一心享受生活的她在网上回应称"女明星有多饿没人能体会，女明星跟正常人一样会老去，在巨大压力下，女明星还得生完孩子立刻瘦成木乃伊。"她认为这样很不公平。在徐熙娣主持的节目《康熙来了》中，她也抱怨："徐熙娣产后身材恢复得太好，让全中国的女性都以为生完孩子后就可以马上恢复身材，但实际上根本不是这么简单。"

正当所有人都以为昔日的"美容大王"打算刀枪入库，在赘肉面前甘拜下风的时候，徐熙媛竟被爆出又恢复了往日的纤瘦。她的丈夫汪小菲发微博称，为了减肥，徐熙媛"突然间疯狂运动，什么都不吃了""一个月瘦了10千克"。随之而来的是她瘦下来后的大量图片和相关报道。网上也开始流传她的减肥食谱——全天只有极清淡和少量的饮食，甚至不够正常人的一顿点心。徐熙媛再一次用对自己极为严苛的方式战胜了产后肥胖。

徐熙媛的减肥经历贯穿了"出道—走红—生子—复出"的全过程，作为明星，十几年间始终站在镁光灯下，一举一动都接受着社会大众的审视与评价，徐熙媛经历了身为明星不为外人道的辛酸，也经历了普通人要面对的考验。建立在大众媒体之上的偶像文化，从意识层面降低了人们对脂肪的容忍度。明星的外貌、体形、生活方式、对待事物的态度都深刻影响着普通大众的思想和行为。

　　如果说明星因为身份的原因身处镁光灯下，不得不逼自己保持美好的体态，那么普通人是否可以放松警惕让自己的身体沦陷在脂肪的温柔陷阱中呢？事实证明，不管是光鲜亮丽的明星，还是普通人，都有相同而又不同的瘦身诉求。

撕掉"油腻"的标签

　　进入互联网时代，人与人之间的信息交流变得广泛而频繁，人们更容易被评价，也更容易被评价左右自己的行为。这种潮流促使人们对自己的要求变得越来越高。肥胖者除遭受懒惰贪食的偏见以外，还被贴上了缺乏自律、意志力不强、自我放弃等标签。

　　在经济发达地区，有人认为，下层人士才发胖。日本社会学家三浦展称："'下层'的特征是缺乏自律性，凡事懒散，他们懒得出去买东西，也懒得自己动手做饭，天天吃快餐或者便利店卖的便当。甚至有人懒得在餐桌上用筷子吃饭，于是一手玩着电脑、手机，另一只手打开买来的面包、饭团等直接塞进嘴里。更有一些人嫌一切都太麻烦了，干脆不吃饭了，专门吃高热量、低营养的零食，吃多少也不饱，结果不停地吃，变得像肥猪一样。"言外之意，有知识、懂得克制的人，通常会保持健康的饮食、生活方式以及健美的身材。

　　《格调》是一本描述美国不同阶级外在表现的书，其中写道："100年前，肥胖是成功的标志，而现在，肥胖是穷人的标志，意味着爱吃速食品，喝啤酒，吃土豆；而富人大多吃有机食物，吃螺旋藻，喝红酒，有钱投资在健身上……胖很容易，瘦却是一件昂贵的事情。"在中国，也有关于上海民办小学招生环节面试家长时，身体肥胖的家长会被认为自我管理能力不强而影响孩子入学的报道。

一切为了健康长寿

一份水煮菠菜、几个虾仁清炒白萝卜、一碗紫菜汤，再加上二两米饭……身高 1.81 米，体重 96 千克的黄叔叔看着眼前由老伴儿严格按照营养师的要求给他准备的晚餐，嘴角露出一丝苦笑。这样的一餐还不到他以前食量的 1/4，菠菜、萝卜这样的蔬菜他以前完全不屑动筷子，在他看来，桌上的这些菜和羊吃的差不多。黄叔叔刚起身想倒点儿白酒给这寡淡无味的食物增添点儿滋味，就被一边正搭积木的小孙子坚定制止，小孙子用稚气的声音说："爷爷，妈妈不让您喝酒。"

一个月前，黄叔叔晕倒在哈尔滨市老年活动中心。住院后医生对他的身体进行了全面检查，发现他高压达到 230 mmHg，空腹血糖高达 15.3 mmol/L，此外他还有颈动脉斑块、脂肪肝等健康隐患，数项指标表明他的身体健康已经亮起了红灯。在医生看来，这样的病例再普遍不过，年龄的增长、常年饮酒加上肉食、面食为主的饮食习惯，肥胖在所难免。脂肪不仅堆积在身体表面，还侵入了血液、内脏，占领了身体的各个角落，埋下一颗又一颗定时炸弹。

想要改善健康状况、延长寿命就必须瘦下来，给黄叔叔瘦身成了全家人的任务。老伴儿和儿媳负责按照营养科医生的建议制作每天的营养餐，并且监督黄叔叔不吃额外的食物；女儿负责早上和老爷子一起做操，儿子负责每天晚饭后陪父亲散步；连小孙子都被安排监督爷爷不喝酒。

人高马大的黄叔叔以前一次能吃两斤肉、喝一斤白酒，退休后也经常约着老同事一起喝酒。尽管两年前被查出了糖尿病，医生给开了药并嘱咐他合理饮食，但黄叔叔其实并没有太往心里去。糖尿病在当地的老年人群中发病率很高，大家普遍不太当回事。减肥这件事在他看来是女人们闲着没事做时的消遣。他万万没想到，一辈子我行我素，到了老年却要经受节食之苦。

截至 2019 年底，我国 65 岁及以上的老年人数量已达 1.76 亿。随着年龄增加，代谢变慢，脂肪会日渐囤积在身体中。肥胖与老年病叠加，更是给许多老年人的健康带来了严峻的挑战。调查数据显示，我国 60 岁及以上人口中，肥胖人口比例达到 27.3%，其中男性达到24.6%，女性达到 32.1%。

中国有"有钱难买老来瘦"的谚语，就是提醒人们在年老时保持饮食清淡，多进行体育锻炼，将体重保持在正常的范围内，以减少罹患各类疾病的风险。

困于肥胖的青春

晓圆是个文静的女孩，天生就不怎么爱动。之前父母忙于工作，无暇顾及她的生活，所以这孩子的一日三餐极不规律，身体也因此非常瘦弱。自从晓圆妈回归家庭成为全职主妇后，每天丰盛而规律的饮食，很快将晓圆滋养得面色红润、身形饱满起来，并且呈现出一种难以遏制的态势。在不到一年的时间内，18 岁的晓圆体重竟增长到了108 千克！

晓圆妈也曾经试图采用节食的方式来帮助女儿控制体重，但是不知从何时起，晓圆的胃口已变得很大。晓圆妈还尝试过带女儿去跑步、去健身房锻炼，但是看到女儿痛苦不堪的表情，心疼不已的她又比晓圆先没了坚持下去的勇气。

慢慢地，晓圆妈发现女儿的精神状态越来越不好。每天放学一回家，晓圆就窝在沙发里不愿外出。没有同学愿意跟她接触，更没有同学愿意跟她一起玩耍。变得越来越自卑、越来越孤僻的晓圆，学习成绩下滑很快，身体状况也很不乐观，只要稍微动一动，就气喘吁吁、浑身冒汗，让人看了揪心不已。

女儿的状况让晓圆妈心急如焚，她在网上用"减肥""瘦身""控制体重"等关键词疯狂地搜索，然后找来各种各样的减肥产品让晓圆服用，但是都没有明显的效果。女儿的肥胖问题几乎成了晓圆妈最大的心病。

直到加入了一个专门针对青少年减肥的组织，晓圆妈才发现，和她一样备受困扰的母亲并不少。

世界卫生组织等机构在英国医学期刊《柳叶刀》上发布的报告称，全球肥胖儿童和青少年人数在过去40年中增加了10倍，这已成为全球性的健康危机。

这一报告分析了近1.3亿5岁以上人士的体重和身高数据，其中包括5~19岁人口3 150万，20岁及以上人口9 740万，报告揭示了从1975年到2016年全球儿童和青少年身高体重指数和肥胖情况的变化趋势，是迄今流行病学研究中参与人数最多的一项研究。①

数据显示，1975年全球儿童和青少年肥胖率不足1%，其中女孩约500万、男孩约600万；2016年，女孩的肥胖率接近6%，人数达5 000万，男孩的肥胖率接近8%，人数约7 400万。综合来看，5~19

---

① 世卫组织：全球肥胖儿童和青少年40年增加10倍.人民日报，2017年10月12日。

岁的肥胖人数从 1975 年的 1 100 万增加到 2016 年的 1.24 亿，40 年间增加了 10 倍以上。

报告指出，如果这一趋势持续下去，到 2022 年全球儿童和青少年中肥胖者人数将超过中重度消瘦者的人数。

2019 年，《柳叶刀儿童与青少年健康》（*The Lancet Child & Adolescent Health*）最新发表的一项研究成果显示，肥胖青少年的动脉血管，在 10 多岁时就已经开始变得僵硬。

2017 年 5 月，绿瘦慈善基金会和中山大学公益政策与法律研究所联合发布《全国青少年体重管理调研蓝皮书》。报告数据显示，52% 的肥胖青少年对自己感到不满意。其中，12% 的青少年表示最大的愿望是减轻体重，10% 的青少年因为压力过大存在大量多餐进食的情况，21.8% 的青少年不做运动、讨厌运动，29.1% 的青少年很少进行锻炼。肥胖问题还导致青少年的心理状态出现了异常，32.7% 的肥胖青少年"最苦恼的事情"都和肥胖有关。

难！甩不掉的脂肪

2004 年，美国全国广播公司（NBC）制作了一档减肥真人秀节目——《超级减肥王》（*The Biggest Loser*）。节目组精心挑选了十几位 BMI（身体质量指数）超过 40 的严重肥胖人士，记录他们在 30 周内，经过重重诱惑和挑战，依靠节食和运动尽可能减重的过程，并为减掉最大比例体重的冠军设置了高达 25 万美元的大奖。

节目准确抓住了减肥这个超级话题，胖子减重后巨大的视觉反差和高额的奖金刺激，使得节目一经播出就吸引了数千万观众收看。人

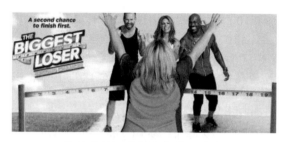

美国《超级减肥王》节目海报

们每周准时守在电视机前，只为旁观那些超级肥胖者对抗饥饿的折磨，并在减肥教练的指导下坚持超负荷的体育运动。

和观众一样情绪高涨的还有参赛选手。他们无一不在生活中深受肥胖困扰，并在减肥的道路上步履艰难，拥有美好身材对他们来说是梦寐以求的目标。能够在专家的指导和观众的监督下变瘦，还有机会赢得高额奖金，参赛者无不摩拳擦掌。

结果自然不出所料，在节目组精心设计的赛制下，经历严酷节食和魔鬼训练的参赛选手都减掉了相当大比例的体重。每一季的冠军至少会减掉 45% 的体重，第 15 季的冠军蕾切尔·弗雷德里克森甚至减掉了 59.6% 的体重，直接把自己的 BMI 从"肥胖"变成了"过轻"。

观众看着那些比自己胖得多的选手和脂肪一路酣战，大获全胜，再低头看看自己的小肚腩，瞬间觉得减肥不过是小意思。《超级减肥王》将最具代表性的减肥故事摆在大众面前，不断向人们传递"只要行动起来，瘦身一定成功"的信息，选手们不断创造的减重奇迹也成为人们茶余饭后的话题和励志故事。《超级减肥王》随之成为电视史上最火爆的综艺节目之一，被英国、澳大利亚、以色列、日本、韩国等多个国家引进改版。我国也在 2013 年引进制作了中国版的《超级减肥王》，并在央视财经频道播出。

然而，激动人心的励志故事，却有着令人倍感沮丧的后续。一项长达 6 年的跟踪调查显示，那些在节目中快速减重的选手并没有将体重保持下去，这些选手千辛万苦减下的肉，绝大部分又长了回来。他们中只有极少比例的人，以苦行僧般的坚守保住了减肥成果，大部分人都胖回了减肥前的重量，有些人甚至比参赛前更胖。这还不是最糟糕的结果，更令人无法接受的是，科学家们发现，即便这些选手已经重新增长到减肥前的体重，也不能像从前一样大吃大喝，而是要在饮食上继续保持小心翼翼，才能阻止自己不断胖下去。除了《超级减肥王》的选手，那些曾经因为减肥红极一时的明星也都有被复胖反复折磨的经历，就连韩国的"瘦身教母"郑多燕也曾因为复胖成为网络热点人物。

复胖，几乎是所有减肥者心中的噩梦。当你忍饥挨饿3个月，或是坚持锻炼半年，终于看到了减肥的成效，想着好不容易可以回到原来的生活状态了，于是该吃吃该睡睡，却发现体重很快就开始反弹，你必须得完全维持减肥时的饮食和运动量，甚至更加努力，才能确保自己不回到减肥前的体重。对于复胖的恐惧，让减肥之路变得更加艰辛和漫长。

为什么会复胖？这不难理解。毕竟当减肥后的你又恢复了减肥前的生活状态，相当于热量的摄入和消耗都恢复到了减肥前的状态，自然无法守住减肥的成果。那为什么选手们即使比赛前吃得少，还是会复胖呢？

科学家们研究发现，从中作祟的正是基础代谢率。基础代谢率又叫静止代谢率，是指身体为了维持正常的生命活动，比如保持体温、呼吸、心跳、消化、血液循环等，所必须耗费的能量。基础代谢率受到年龄和性别的影响，男性的基础代谢率往往更高，同时基础代谢率会随着年龄的增加逐渐降低。

一般来说，基础代谢率消耗的能量占人体一天内消耗总能量的75%，所以基础代谢率直接影响着人们减肥的效果。不过，基础代谢率并不是一成不变的，除了受到年龄和性别的影响，漫长的生命进化还给我们的身体留下了一套适应生存环境的自我调节机制。当人体长期受到饥饿威胁的时候，基础代谢率就会随之下降，用更少的能量消耗维持人体正常运转。尽管基础代谢率可以自我调节，但它的弹性并没有那么大，想让饥饿过后的基础代谢率再回到减肥前的水平，可就没那么容易了。

所以，即便选手们的体重已经回到了原来的水平，基础代谢率却还停留在防御饥饿的低消耗状态，拒绝从"节约模式"调回"普通模式"，选手们就只有吃得更少才能使自己不继续胖下去。一项测算研究表明，《超级减肥王》选手们的静止代谢率比从前平均低了704千卡/天[1]，也就是说，他们每天得比从前少吃两碗米饭，才能维持现在的体重，如果跟其他人吃得一样多，就会迅速发胖。

影响选手们保持减肥成果的，还有一个我们熟悉的身影——苗条素。

苗条素，又被称作瘦素，是人体自身产生的一种抑制食欲的因子，它产生于脂肪组织，它的数量同脂肪组织的数量呈现正相关性。也就是说，脂肪储存越多，人体就会分泌越多的瘦素来抑制食欲，相反，当脂肪储存较少时，瘦素的分泌量也会随之减少，增强人的食欲，好让人们多吃一点。

不幸的是，尽管它和基础代谢率一样可以自我调节，但它的弹性也没有那么好。随着比赛的持续进行，选手们体内的脂肪越来越少，瘦素水平也随之下降，而比赛之后，他们不再极端节食，瘦素水平却没有回到赛前的水平。这意味着他们会更容易饿，而不容易有饱腹感。

---

[1] 游识猷.参加减肥真人秀的选手，后来怎样了.果壳网，2016。

面对这样的结局，大多数选手只能无奈地接受现实，继续忍饥挨饿苦苦挣扎，有些人放弃了来之不易的减肥成果，重新成为肥胖者。

我们会有这样的疑问：既然糖、蛋白质、脂肪都能够给人体提供能量，我们的身体为什么不更多地储存糖和蛋白质，而要储存令人讨厌的脂肪呢？这也是缘于人体进化的自然选择。原来，1克脂肪在体内分解成二氧化碳和水大概会产生9千卡的热量，比等量的葡萄糖和蛋白质分解生成的热量高出1倍多。并且，脂肪不溶于水，这就允许细胞在储备脂肪的时候，不需要同时储存大量的水。体积小、能量大、分解成本低，储存脂肪远比储存糖和蛋白质要划算，我们的机体一直都在做最聪明的选择。

作为一档电视节目，《超级减肥王》向人们证明了只要科学饮食、坚持锻炼、对自己狠一点，就一定能够减肥成功。它带给人们希望的同时，也无意间提供了极佳的研究样本。选手们数年后的经历，为我们揭晓了减肥之难并不归罪于意志力薄弱或懒惰。我们真正的敌人，正是人类在地球上摸索前行的漫长岁月中，历经饥馑与灾难、丰收与喜悦而进化形成的身体运行机制。它务实而精致、聪明而狡黠，遗憾的是，在面对突然降临的丰饶生活时，它的反应实在有点儿跟不上变化了。

付出生命的代价

无论是缩小胃部还是移走脂肪，看起来似乎都能取得立竿见影的减肥效果。但中国人都很信奉一句话：身体发肤，受之父母，不敢毁伤，孝之始也。激进的外科手术无论怎么改良，无论多么温和，都必然会对父母给予我们的身体产生很大的伤害。因此，更多的减肥者还是会选择节食而非手术的方式来控制体重，他们以为这样就可以使自己的身体不受损害，殊不知，这其实也不过是一厢情愿而已。节食这种貌似安全而被广为接受的减肥方式，其实也非稳妥之策。缺乏科学指导的过度节食，同样会对身体产生一系列难以估量的不良后果，常见的节食后遗症包括胃下垂、胆结石、贫血、血尿、脱发、骨折、十二指肠瘀滞、记忆力衰退、不孕不育、子宫炎症等。

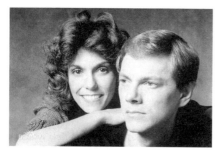

卡朋特兄妹

然而，患上上述 10 种疾病其实并非最糟糕的结果，更为可怕的是，过度节食会引发厌食症。这种神经性的进食障碍很难被彻底治愈，严重到危及生命的案例也是屡见不鲜。

因节食引发厌食症而致命的最著名案例，当属卡朋特之死了。卡朋特乐队是 20 世纪七八十年代享誉全球的一支乐队，又叫木匠兄妹，由著名女歌星卡伦·卡朋特与她的哥哥理查德·卡朋特组成。为了保持姣好的身材，卡伦·卡朋特曾在 17 岁时，在医生的建议下，通过"施丢曼减重法"减去了 20 多磅（约 9 千克）的体重。卡伦·卡朋特没有想到，正是这次貌似成功的减肥，埋下了祸根，导致她日后被噩梦般的厌食症纠缠不休。

1969 年 11 月，卡朋特乐队的单曲《靠近你》（*Close to You*）一炮走红，随后，他们不断有佳作问世，被无数美国青年视为偶像，甚至连尼克松也称卡朋特兄妹是"最出色的美国青年"。

无限风光的背后，是不为人知的苦痛。厌食症导致的糟糕身体情况，使卡伦·卡朋特不得不取消了原定的英国和日本的巡回演出。为此，她的哥哥理查德不得不飞往海外，通过电视和媒体向这些国家的歌迷道歉。

1980 年 8 月 31 日，卡伦·卡朋特成婚，她的第十张大碟"美国制造"也开始发行。貌似事业爱情双丰收的她，其实仍然深陷厌食症的泥沼中难以自拔，这使得她的情感生活很快触礁。结婚仅仅 15 个月后，她宣告和丈夫离婚。

卡伦·卡朋特带着一颗破碎的心来到纽约，进行了一个季度的治疗，试图从厌食症中解脱出来。令人惋惜的是，此时的状况远比人们想象的糟糕许多。她长期服用的吐根制剂和抗甲亢药物，引发了严重的依米丁心脏中毒，纽约的医生束手无策。1983 年 2 月 4 日，年仅 32 岁的卡伦·卡朋特在父母的怀抱中离开了人世。医生在检验报告上写道：卡伦·卡朋特死于神经性厌食症。

卡伦·卡朋特虽然因厌食症丧命，但她的节食程度其实还不算是最极端的。在模特界，通过节食使自己瘦成皮包骨头状，最后活活饿死的事例更是让人目不忍睹。年方 18 岁的巴西名模安娜·卡罗琳娜·雷斯顿年纪轻轻就走上了成名的坦途，羡煞旁人。为了维持瘦削的身材，身高 1.74 米的安娜不惜通过极端节食的方式，将自己的体重控制在 40 千克左右，导致严重营养不良。2006 年 11 月 15 日，安娜不幸死于厌食症和败血症。美好的花季竟因为减肥过度而凋零，实在令人扼腕。

别以为只有歌星、模特才会因节食而被厌食症缠身，厌食症并不是明星的"专利"。

34 岁的萨曼塔是英国的一位准新娘,她身高 1.67 米,体重约 110 千克。为了能在婚礼时拥有像女明星那样苗条的身材,她在婚前第 11 周给自己制定了一个疯狂节食迅速瘦身的计划,只食用由某减肥俱乐部提供的汤、小吃和混合饮料。然而,这项"美丽计划"并未坚持太久,2009 年 6 月,当她终于在 11 周里成功减重 19 千克之后,却因心律失常而忽然晕倒在家中,被送入医院后抢救无效而死亡。验尸官表示,萨曼塔的死很可能与她低热量的节食计划有关。

一个个惊人的案例、一次次惨痛的教训摆在我们面前。为什么会有如此多的人产生了饮食和体重的困扰?为什么体重会成为人类如此沉重的包袱?爱美之心人皆有之,人们希望拥有健康而轻盈的体态,这本身是件很正常的事情,但是为什么减轻几千克体重会让人们不惜付出损害身体健康的代价?

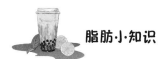 **脂肪小·知识**

影响肥胖的主要因素

肥胖带给人无形的压力,不仅源于人们对于自身健康的担忧,更源于社会大众对于肥胖成因的主流认知已经形成了一种偏见:人们倾向于简单地将肥胖归于不健康的饮食和生活习惯,给肥胖者贴上不自律和懒惰的标签。事实上,肥胖的成因远不止于此。经过科学家的不断探索,除了饮食和生活习惯的因素,肥胖的其他成因逐渐浮出水面,有些甚至超出了人们的想象。

遗传因素

人们大多相信自己的血型、外貌、身高、智商是由基因决定的,却很少有人意识到肥胖的遗传性。有些人甚至偏颇地认为，瘦来自父母的遗传，而胖源于自身。然而，许多科学研究已经证实，遗传因素会多方面地影响脂肪细胞的生长。研究发现，我们的静止代谢率、体脂量、体脂率、内脏脂肪量、血浆的三酰甘油水平和胆固醇水平都受到遗传因素的影响，而这些指标也是影响我们体重变化的重要因素。这意味着如果一个人的父母、祖父母有肥胖问题，那么他大概率也会遇到肥胖问题，或者要花更多的时间和精力来维持正常体重。

病毒感染

肥胖也能传染？这大概是最不可思议的说法了。美国威斯康星大学的科学家通过多项研究有力地证明了一种以动物为宿主、名为Ad-36的病毒会促进脂肪生成。研究还显示，促进脂肪生成的病毒可能不止一种！尽管科学家们还在继续研究这种病毒传播的路径以及促进人体脂肪生成的机制，但这项发现也许会让那些一直苦于瘦不下来的肥胖者得到少许安慰：他们不是不够努力，而是像得了病毒性感冒一样，感染了一种症状为肥胖的病毒。

肠道菌群

在我们的肠道中生存着100~1 500种、总计近100万亿个细菌。可别小瞧了这些肉眼看不到的小家伙，这些细菌与人体相互作用，影响着我们的生长发育、能量循环、免疫调节，甚至情绪感知，当然也会影响我们的体重。美国华盛顿大学的科学家在一项研究中发现，清瘦者的肠道菌群会通过消化酶使它们的宿主从食物中吸收更少的能量，排出更多的粪便，而肥胖者则恰恰相反。这项发现不仅揭示了某些肥胖可能是由肠道菌群引起的，也为人们从这个角度找到抑制肥胖的方法提供了思路。

年龄因素

人们常常在回看自己年轻时的照片时感叹"时间是把猪饲料"。

的确，随着年龄的增长，减肥变得越来越难，脂肪总是在不经意间肆意堆积。许多研究以及数不清的案例都证明，随着我们的年龄增长，我们体内燃脂类的激素水平逐渐下降，而另外一些引起机体新陈代谢减慢、脂肪堆积的激素则会增加。此外，运动燃脂的效率也会随着年龄增长而降低。不过，从70岁开始，人体脂肪量又会逐渐减少了。

性别与种族

在人们谈论减肥的时候，女性的积极性总是高于男性。事实上，在世界上每个地方，女性都比男性更容易储存脂肪。这一方面是由于女性需要更多脂肪启动和维持生育功能，另一方面也缘于女性的身体会将更多脂肪储存在皮下。不同种族的人脂肪分布状况也有所不同，比如亚洲人的肥胖多为向心性肥胖，而欧美人的脂肪多为皮下脂肪。同样是美国人，非洲裔美国人的内脏脂肪又少于美国白种人。

精神因素

轻松愉悦的生活能使人增进食欲，情绪压力也会影响人的体重。睡眠不足引起的内分泌紊乱，心理压力过大引发的过度进食，抑郁造成的身体怠惰，都会对体重造成负面影响。

其他病变

肥胖不仅会引发多种疾病，也是许多疾病发生的信号。如果出现短期内突然增重的现象，一定要重视，因为有些肥胖是病理性的，可能是由脑部疾病、内脏肿瘤、甲状腺功能减退和其他内分泌疾病等导致的。

肥胖的成因非常复杂，具有许多偶然性和不确定性，每个人要面临的问题和挑战是不同的，每个人要付出的努力和跨越的障碍也是不同的。消除对肥胖的偏见，也是人们在正确认识脂肪、认识肥胖的路上要迈出的重要一步。

第七章

减肥这门"生意"

1961年，体重超重的家庭主妇吉恩·耐黛奇（Jean Nidetch）将6位同样体重超重的女性朋友请到她在纽约市皇后区的家中，互相倾诉自己在节食减肥过程中的失败经历，并彼此鼓励和监督继续坚持减肥。在那个自助运动尚未出现、互助小组还不存在的年代，这样的做法引起了许多人的共鸣，参加活动的人络绎不绝，远远超过了吉恩的想象。

两年后，颇具商业头脑的吉恩创立了慧俪轻体健康减重咨询公司（Weight Waters），并于1968年顺利上市。类似慧俪轻体这样的减肥公司不仅为会员提供减重咨询服务，还出售健康减肥食品和与减肥有关的食谱、日历、录像带等商品。

一浪高过一浪的减肥热潮为瘦身产业提供了肥沃的土壤，减肥这门"生意"以多种多样的商业形态在世界各地开花结果。

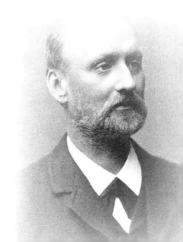

遍地开花的健身房

人类在很久以前就意识到了锻炼对于保持良好体态的重要性，我国的《后汉书·方术列传》中记载，东汉著名医学家华佗模仿虎、鹿、熊、猿、鹤五种动物的姿态创编了"五禽戏"，以供人们进行锻炼，保持身体健康。

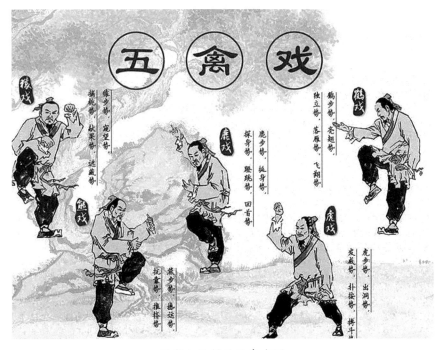

现代人绘制的五禽戏图

关于华佗帮人减肥，还有一个有趣的和运动有关的故事。话说一年春天，正是草长莺飞之时，华佗到郊外踏青，远远地便看到一人生得满身赘肉，走路走得满头大汗、气喘吁吁，十分费力。医者仁心，华佗看这人受肥胖所累于心不忍，便上前自报家门说："我是华佗，我来帮你治治这肥胖之症吧。"胖子早闻华佗大名，听说华佗要为他治病，感到真是撞上了好运，便拍着肚子乐呵呵地说："我是亳州城中的屠夫，刚刚讨账回来，华神医若是能让我这大肚子变小，保你今后喝酒吃肉都不要钱。"

华佗说了一个方法，既不用吃药，也无须施针，而是让屠夫每日备二两炒瓜子，三更天起床，边嗑瓜子边走路，瓜子嗑完再原路返回，中间不得停歇。屠夫拿得这么个方子，虽然心里半信半疑，但还是照着华佗说的去做了。没想到边嗑瓜子边走路，一次竟要走出五里路，不出半月，体重果然减轻了不少。屠夫这才知道，原来华佗是用嗑瓜子的方法督促他多运动呢。这和现在所提倡的"每天三千米，肥胖远离你"是同一个道理。

体育锻炼最初是为了应对人类生存和战争的需要。为了拥有强健的体魄并保持身体的灵活性，男孩们要进行行进、跳跃、匍匐、负重前行、捕猎、徒手搏斗和使用武器等训练。保存完整的古埃及壁画为我们展现了拔河、马术、钓鱼、赛跑、手球、射箭等丰富的运动项目。随着人类文明的发展，智慧的头脑、力与美兼备的形体成为古希腊和古罗马人追求的终极目标，也正是从此开始，塑身成为超越生存和战争需要的一种更高追求。

在漫长灰暗的中世纪，健身运动一度没落，直到 16 世纪，文艺复兴时期的艺术家和医生们意识到，锻炼能够带来健美的身材，体育锻炼才再次被人们重视。到了启蒙运动时期，人们更深地认识到身材是可以通过体育运动改变的，从而重新燃起了对健身的渴望。1811年，拿破仑在耶拿战役中打败了普鲁士军队，一所普鲁士学校的校长弗里德里希·路德维希·贾恩（Friedrich Ludwig Jahn）把战败原因归结于士兵太瘦弱，于是在柏林郊区建了一座演习场，用来供士兵进行锻炼，强健体魄，并依据古希腊体育运动设计出单杠、跳马等运动项目。

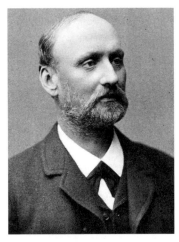

古斯塔夫·赞德
（Gustav Zander，1835—1920）

在 19 世纪的西欧，在迅速的工业化和都市化进程中，富裕而悠闲的维多利亚人更加注重通过运动改善身材，并以此作为生活品质的象征。19 世纪末，瑞典的古斯塔夫·赞德（Gustav Zander）医生为了让人们通过运动拥有健康的体魄，设计发明了数十种不同用途的健身器材，用以锻炼身体的不同部位，并同乌兹别克斯坦第一代世界拳击冠军拉法德利斯科夫（Rufat Ryskov）一起创办了世界上第一家健身房。

从 20 世纪开始，组织良好、蓬勃发展的健身市场和健身产业开始出现。20 世纪初，法国人埃德蒙·德邦博恩（Edmond Desbonnet）教授通过出版健身杂志展示了体育训练方案，并开办了运动俱乐部。这为欧洲体育文化提供了理论知识，也为"健身行业"的兴起打下了基础。1950 年之后，健身进入新的发展阶段——健身的商业时代到来了，健身渐渐成为一种时尚、一个极具潜力的市场，各种健身方法、锻炼器械开始出现。

如今，健身房几乎成了各个写字楼、社区、星级酒店的标配，健身房成为人类战胜脂肪的一个重要"战场"。无数想要拥有完美身材的男男女女在运动器械上挥汗如雨。艰苦的训练需要明确的目标，减肥者不再满足于日渐降低的体重，塑造更加健美的身材成为他们更高的追求，于是更科学、更细化的衡量标准应运而生。

有氧运动——脂肪的熔炉

当运动减肥日渐成为人们心目中最健康、最有效、最安全的减肥方式，人们开始不断地尝试——究竟哪种运动在燃烧脂肪方面效率最高呢？

19 世纪 60 年代，美国医学家肯尼思·库珀（Kenneth H. Cooper）在经历了长时间的观察和研究之后，提出了有氧运动的概念——人体在氧气充分供应的情况下进行的体育锻炼，即在运动过程中，人体吸入的氧气与需求相等，达到生理上的平衡状态。

衡量是不是"有氧运动"的主要标准是心率。当心率保持在120~150次/分时为有氧运动，因为此时血液可以供给心肌足够的氧气。在进行运动时，各种供能物质的利用比率取决于运动强度和运动持续时间。运动强度越小，持续时间越长，依靠脂肪氧化供能占人体总能量代谢的百分率越高。游泳、慢跑、登山、快走、骑自行车等都是不错的有氧运动项目，它们的特点是强度低、有节奏、持续时间较长。

"有氧运动之父"肯尼思·库珀毕业于美国俄克拉荷马大学医学院和哈佛大学公共卫生学院，其撰写的健身运动书籍曾畅销世界各国。

库珀本人在青年时期有过一段艰苦的减肥经历。他曾是一名优秀的运动健将，但大学时紧张的学习和临床实习工作让他的体重暴增至92 千克。肥胖的身体时常让库珀觉得疲劳，甚至会让他在偶尔运动时眩晕恶心，几近昏厥。

为了重获健康的体魄，库珀用了 6 个月的时间让体重恢复到正常值，成功减重使高血压、疲乏等问题迎刃而解。

从医学院毕业以后，库珀效力于美国国家航空航天局（National Aeronautics and Space Administration，NASA），负责美国宇航员的遴选，及对他们进行进入太空前的体能测试和训练工作。此后，库珀还配合 NASA 为美国宇航员设计了为入舱做准备期间以及在太空舱内的锻炼系统，同时，他自己也开始准备成为宇航员。美国国家航空航天局当时对医生宇航员的要求是必须经过公共卫生专业的训练。库珀因此被送到哈佛大学攻读公共卫生学的硕士，在哈佛大学运动生理实验室学会了"有氧能力"测验。

在 NASA 工作期间，库珀大部分时间都在研究宇航员在失重的状况下如何预防骨质疏松、肌肉萎缩和心血管功能下降。库珀做了一个实验，宇航员在训练时，躺在床上，把功率自行车绑在床上，一天做两次蹬自行车的运动，每次 20 分钟，运动强度至少保持在最高心率的 65%，这项锻炼可以大大降低失重对人的影响。库珀的这个实验叫卧床研究。

1968 年，库珀根据自己对宇航员的研究出版了自己第一部著作《有氧运动》（*Aerobics*）。书中阐述了人们可以通过有氧运动减少患心脏病的风险。这本书出版后，美国的《读者文摘》进行了整版报道，《有氧运动》成为当年十大畅销书之一。

1969 年，美国总统艾森豪威尔死于慢性冠心病，终年 78 岁。高发的心血管疾病让美国人陷入恐慌，库珀所推崇的"有氧运动"因其相对舒缓的运动方式、良好的减脂效果和对心肺功能的增强作用而备受人们青睐。

1970 年，正式从美国空军退役的库珀举家搬迁到了美国得克萨斯州的第三大城市达拉斯，创办了包括库珀有氧中心在内的一系列诊所、研究机构和服务机构，发明了著名的"12分钟体能测验"和"有氧运动得分制"。他本人也因此成为全世界推广有氧运动第一人，开始为卡特、布什、克林顿等人提供有氧运动指导训练。

相较更高强度的健身训练，有氧运动在减脂方面更胜一筹，一方面是由于它代谢的主要燃料是糖和脂肪，这些都是发挥作用缓慢但持久的供能成分，而无氧运动代谢的燃料只有糖，显然有氧运动在减肥方面更有优势；另一方面，有氧运动可以有效抑制脂肪细胞的积累，减小脂肪细胞的体积，同时对人体分泌胰岛素产生积极的作用，有效调节身体成分，达到减脂的目的。

人们对健康的重视促使越来越多的人通过有氧运动进行体重控制，这使得曾猖獗于美国、致死率排名第一的心血管疾病得到了一定程度的控制。美国人类健康统计中心公布的数字表明，1968年仅24%的美国成年人参加跑步运动，1984年增加到59%。同期，美国吸烟人数减少了一半，心肌梗死死亡率下降37%，脑卒中死亡率下降50%，患高血压的人数降低了30%以上，高血压死亡率下降60%。

历史的发展总是有迹可循。如今在中国掀起的有氧运动热潮，和20世纪美洲大陆的人们对有氧运动的崇尚不无相似之处。

新标尺的诞生

一个人是否肥胖、肥胖到什么程度、脂肪分布是否合理，如今都已有了明确的评判标准。除了BMI，体脂率和腰臀比两项指标也被广泛用于肥胖领域的研究。

体脂率

随着人们对于肥胖的研究越来越细致深入，人们发现，虽然测算 BMI 十分方便，只需要普通体重秤和量尺即可得出结果，但它在判定肥胖时明显存在不足，因为它并没有把人的身体成分的不同考虑在内，而肥胖的本质恰恰在于体内脂肪的过度堆积。

拥有同样 BMI 数值的人，身材看起来可能会有明显的不同。例如，对于肌肉和骨骼发达的人，BMI 判定他为肥胖，但他很可能是位健美先生，对于体重轻、肌肉量不足，但体脂率超标的"隐匿型肥胖者"，BMI 却可能判定其为正常。于是，"体脂率"的概念逐渐走进人们的视野，成为衡量肥胖的更加准确的指标。

1942 年，本克（Behnke）提出了人体的二成分模型，它假定人体分为脂肪和去脂体重两个部分。脂肪又可分为储脂和基本成分脂。储脂是指身体内由于多余热量堆积而储存下来的可为身体运动提供能量的脂肪。基本成分脂是指构成细胞和组织成分的脂类物质，如构成细胞膜的磷脂，神经、脑等组织器官中的脂类，是维持人体生命活动的基本成分。在本克的二成分模型基础上，人们又提出了将人体分为脂肪、水和去水后去脂体重的三成分模型，以及将人体分为脂肪、水、蛋白质和骨矿含量的四成分模型。[1]

体脂率就是建立在二成分模型基础之上的一种判定人体肥胖的新指标。它指的是人体内脂肪组织的重量占人体总体重的比例，又称体脂百分数。

在测量方面，人们不断追求更加准确的方法，从最早的"水下称

---

[1] 叶姝，吴向军．体脂含量与体脂率测量与评价方法的比较［J］．四川体育科学，2010.000（001）：32–35.

重法"到简便易用的"体脂钳",再到科技感十足的双能 X 射线吸收法、磁共振检查、太空舱法等。不过,这些方法要么精度不高,要么费用太高,要么无法细化,整体来看,以实验研究应用居多,并不适用于常规检测。

渐渐地,一种平易近人的体脂测量法——生物电阻抗分析(bioelectrical impedance analysis,BIA)成为人们的普遍选择。它的原理十分简单:由于包括肌肉和骨骼在内的非脂肪组织中含有大量的水和电解质,能导电,而脂肪是无水物质,无法导电,所以体内的脂肪组织越多,对电流的阻值越大。因此,只要在人的体表位置固定几个电极,向人体送出一个微小的电流或电压,就可以测量人体的电阻值,由于人体阻抗的主要贡献来自脂肪组织,所以可以根据人体阻抗值的大小来计算体脂。经过不断改良,这种测量体脂的仪器已经得到人们的认可,几乎在每家设施齐全的健身房中都可看到它的身影。

健身减肥真正在中国成为一种热潮只有短短数年的历史,除了经济发展的推动作用,也和人们对于肥胖的认知变化有关。从审美上来讲,林黛玉式的纤弱固然仍旧是人们的心头好,但匀称、健康、阳光而充满活力的形象,让人联想到积极向上的生活态度和良好的自我管理能力,由此延伸出的人格升华为更多人所赞赏;从健康知识上来讲,减肥药在发展过程中的种种"黑历史"让大众望而却步,而健身减肥不仅更加安全有效,还可以改善多种健康问题。

腰臀比

不管是我国古代士大夫欣赏的"嬛嬛一袅楚宫腰",还是欧洲贵族女士们拼命塑造的"蜂腰",腰部是否纤细一直是判定一个人身材好坏的重要指标。2016 年，在娱乐圈以健身达人著称的女星袁姗姗秀出了一张竖放的 A4 纸和自己纤腰的对比图，一时间"A4 腰"走红网络，成为社交平台上的"爆款"话题。A4 纸是由国际标准化组织的 ISO 216 定义的，规格为 21 厘米 × 29.7 厘米。所以，只要腰的宽度小于 21 厘米，都可以称为 A4 腰，A4 腰成为衡量魔鬼身材的终极标准。为什么从古至今，追求婀娜身姿的人们对于纤细的腰部都如此偏爱呢？

1990 年，科学家戴得（DeRidder）通过研究证明了腰和臀的比例可以被用来预测女性生育力和评价女性吸引力：一方面，腰臀比小的女性发育较早，生育头胎的年龄也较早；另一方面，腰臀比可以反映女性总体的健康状况，而身体健康状况良好的女性也更适合生育、照顾和教养后代。因此，从进化的角度来看，男性在选择妻子时偏向于选择纤腰肥臀的女性也就不足为奇。事实上，一系列跨文化研究表明，不同年龄、不同国度的男性都认为腰臀比为 0.7 的女性是最有魅力的，玛丽莲·梦露就拥有完美的 0.7 腰臀比。

研究表明，性激素会影响脂肪的堆积状况。睾丸激素即男性激素，能增加脂肪在腹部的堆积，而降低脂肪在臀部和大腿的堆积。相反，雌激素即女性激素，能抑制脂肪在腹部的堆积，而增加脂肪在臀部和大腿的堆积。因此，由于不同激素的作用，成年男性和成年女性的腰部、臀部和大腿的身体特征完全相反。

腰臀比是一个易于观察的稳定指标，它能反映身体内部的生理过程，因此被作为判定中心性肥胖的重要指标，最早被用来预测一个人是否面临患心脏病的风险。腰围尺寸大，表明脂肪存在于腹部，是危险较大的信号；而一个人臀围大，表明其下身肌肉发达，对人的健康是有益的。腰臀比的值越小，说明人越健康。

"腰臀比"的概念最早于 1993 年由 Devendra Singh 提出。之后，随着人们对中心性肥胖研究的日渐深入，腰臀比（Waist-to-Hip Ratio，WHR）的概念于 1997 年由美国运动医学会（ACSM）正式提出。美国运动医学会还明确指出，男性腰臀比 >0.95、女性腰臀比 >0.86，会加大患某些疾病的风险。

测量腰臀比的方法很简单，先测量腰围和臀围的尺寸，再用腰围数字除以臀围数字，就可得到比值。对于腰臀比的研究发现，同样是肥胖者，全身都肉滚滚的人相对健康一些，而四肢纤细但拥有啤酒肚的人健康风险最大。从对血管、血脂和动脉闭塞的影响来看，堆积在腰部的脂肪，比大腿和臀部脂肪对健康的影响更大。腰部脂肪会破坏胰岛素系统，而且腰部脂肪的新陈代谢相当快，会产生不同的激素，导致糖尿病、高血压等病症，还会导致肝肥大，使它无法发挥正常功能。

腰臀比与 BMI 相比，能够更直接地反映健康问题，因而逐渐成为医学中研究肥胖的重要指标。

陪伴式减肥

20 世纪 60 年代，美国纽约的家庭主妇吉恩因为对自己肥胖的身材感到不满而开始减肥。和大多数减肥者一样，吉恩也是从一份减肥食谱开始减肥的。在历经了食用单调的减肥餐和忍饥挨饿之后，吉恩的减肥也算初见成效，这让吉恩感到十分兴奋。可惜好景不长，很快吉恩减肥的进程就停滞不前。看着体重秤上不再变化的数字，沮丧的吉恩认为一定是哪里出了问题，她开始给周围的朋友们打电话交流减肥心得。没想到这一下子打开了朋友们的话匣子，原来在减肥这件事上大家都有很多经验、心得和困惑，这简直是一个让所有人变得滔滔不绝的话题。既然大家都面临相同的问题，何不把朋友们叫到一起来聊聊呢？

作为一个爱热闹的家庭主妇，吉恩开始定期组织聚会。朋友们不仅有了分享减肥经验和心得的小集体，还获得了彼此的鼓励和支持。毕竟减肥路漫漫，能有一群目标一致的朋友结伴同行，坚持下去的动力也增强了不少。

结果自然可喜，吉恩和她的朋友们全部成功瘦身！

自此，吉恩的减肥小组一发不可收拾，越来越多的人加入进来，逐渐形成了减肥公司的早期经营模式。

减肥公司的重点在于长期的综合体重管理，强调良好的饮食习惯和健康的生活方式。工作人员根据会员的年龄、体重和性别，基于其体脂率设计一个点数系统。会员会得到一份全面的以点数计算的食物和饮料清单，包括外出用餐食物和饮料。公司会每周更新食谱和时令食材，并通过超市销售冷冻食品、即食食品和罐头食品。

毫无疑问，公司的经营模式在减肥商业史上是一种非常重要的创新，会员制、定期配送也采取了现代商业的经营方式，为减肥这门"生意"开辟了新的形式。

不过，市场并非一成不变。随着人们对减肥认知的变化，减肥、节食不再是人们唯一的需求，这家减肥公司也一度陷入经营低谷。幸运的是，继那位迷恋曲奇饼干的创始人吉恩之后，它迎来了第二位幸运女神。

还记得那位在节目上推着一车脂肪向人们展示自己减肥成果的脱口秀女王奥普拉吗？这位美国传媒界的传奇女性，曾被美国《名利场》杂志评论道："在大众文化中，她的影响力，可能除教皇以外，比任何大学教授、政治家或者宗教领袖都大。就是这样一位成功的女性意见领袖，同样饱受肥胖的困扰，在那次振奋人心的演讲之后没多久，就又胖回了原来的样子。"

没人知道复胖后的奥普拉心中有多沮丧。"我知道那么多信息，擅长做那么多事情，也颇有成就，我实在不能相信我现在还在担心体重问题。"奥普拉一直在寻找一种让自己摆脱体重困扰的方法。

时代在变化，市场也在变化，人们最爱谈论的不再是节食、减肥，而是健康、运动。在接受了吉恩的减肥公司的服务后，奥普拉被这家机构所宣传的健康生活理念所打动，决心成为它的实际支持者，帮助这家老牌公司走出经营低谷。

2015 年 10 月，奥普拉耗资 4 330 万美元，一举买进公司 10% 的股份，同时宣布加入该公司董事会，希望通过自己的资源和实力为公司注入新的活力。截至 2018 年 3 月，该公司在全球已经拥有 160 万活跃的会员用户和 300 万活跃的在线用户。[①]

这家公司作为综合体重管理的先驱，在中国却遭遇了水土不服，也许是时机不对，也许是经营不善，在进入中国后没多久就遭到了市场的冷遇，悄然退出。

尽管这家公司在中国没有实现良好的发展，它的经营模式却在华夏大地生根发芽，乘着互联网新经济的浪潮，通过本土化品牌的发展壮大，将综合体重管理的概念带给了越来越多的人。

为了更好地服务消费者，减肥机构培养了一批具备专业知识的综合体重管理顾问。顾客在购买瘦身产品的同时，也购买了综合体重管理顾问的服务。这些综合体重管理顾问在上岗前，不仅需要学习营

---

① 奥普拉投资了减肥公司，慧俪轻体不是请个私教那么简单 . 中研网，2015 年 10 月。

养、健身、医疗等相关知识，还要学会根据客户的身体状况、饮食习惯、生活环境，帮助他们选择适合自己的产品，设计可行且持续性的体重管理方案，为客户提供一对一的咨询服务。此外，由于认同"体重管理是一辈子的事"，这些机构也强调应该向客户提供一辈子的服务。既然要提供长久的服务，那就要和客户成为朋友，以朋友的心态设身处地地为客户的综合体重管理着想。

发展中的商业模式根植于发展中的瘦身理念。从单纯的、短期的减重、减脂，到全面的、长久的综合体重管理，这种商业模式的出现和发展源于人们对减肥更深入和理智的认识，而新商业模式又推动健康的减肥理念更加深入人心。

商业进步成为人类打赢脂肪战争的内生动力，一双看不见的手推动着这场战争的走向。

第八章
未来我们如何战胜肥胖

根据世界卫生组织公布的数据，截至 2016 年，全球已有逾 19 亿 18 岁（含）以上人口超重，其中超过 6.5 亿人肥胖，平均肥胖率高达 39%。

自工业革命以来，人类科技的发展已经远超我们的想象，我们攻克了一个又一个难题，将天花、水痘、肺结核等曾经肆虐人间的恶魔一一打败，却对越来越胖的自己束手无策。

即便是在全人类共同关注的情况下，世界肥胖人口非但没有下降，反而还在继续增长，并且逐渐呈现出向青少年和中低收入国家蔓延的趋势。人类会在肥胖面前节节败退吗？我们还有战胜肥胖的希望吗？如果有，这束希望之光又在哪里？

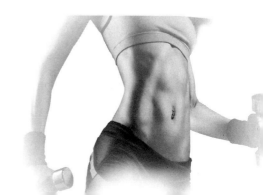

肥胖已成全球性慢性流行病之一

经历了数千年的脂肪剿灭战，从表面上看，我们已经大致了解了脂肪的构成和形成机制，在复杂的基因序列中找到了上百个与之有关的基因位点，通过科学的方法为肥胖设计了精确的测量标准和测量方法，为减肥设计了各种各样的运动方式，发明了五花八门的减肥食谱和不胜枚举的减肥产品，甚至创造了专属于减肥的商业模式。

当我们的目光聚焦在数据上的时候，冰冷的现实告诉我们，看似全方位的围剿并没有控制住恼人的肥胖率。恰恰相反，在当今世界，肥胖早已不是困扰特定人群的局部问题，而成为全球性的、严重的社会公共卫生问题。

世界卫生组织 2014 年发布的统计结果表明，全世界已经有超过 1/3 的成年人超重。一份由伦敦帝国理工学院科学家牵头的研究报告显示，1975—2014 年，男性肥胖率增加了 2 倍，女性肥胖率也增加了 1 倍有余。这份涵盖 186 个国家的研究发现，40 年来，全球肥胖人口从 1.05 亿升至 6.41 亿。如果这种趋势持续下去，那么到 2025 年，全球男性肥胖率将达到 18%，女性肥胖率将超过 21%，而同期男性和女性的严重肥胖率将分别超过 6% 和 9%。

在欧美等发达国家，肥胖的问题暴露已久。2007 年 4 月，第 15 届欧洲肥胖大会在匈牙利首都布达佩斯召开，会上专家指出，当时欧洲已有半数人口超重，重度肥胖者约有 1 100 万人，其中男性肥胖者占 10%~20%。到了 2015 年 5 月，在捷克首都布拉格举行的第 22 届欧洲肥胖大会上，世界卫生组织（WHO）公布了一份欧洲肥胖报告，称欧洲国家将在 2030 年面临严重的肥胖危机，超过一半的欧洲居民体重过重，其中，89% 的爱尔兰男性和 77% 的希腊男性 BMI 将超过25，达到超重程度。

英国是欧洲最"胖"的国家之一。一项英国政府资助的最新调查报告表明，不健康的饮食和生活习惯正使肥胖症在英国快速蔓延。该报告预测，到 2032 年，英国将有一半以上的人属于肥胖人群，届时，死于糖尿病、脑卒中、心脏病和癌症的人数将创下历史纪录。这份报告说，除非人们的生活习惯发生变化，否则英国国民医疗服务系统（NHS）治疗与肥胖有关的疾病的支出将大幅上升，目前这项支出已经达到了 20 亿英镑。患有 2 型糖尿病的人数将上升到目前 190 万人的 10 倍，导致更多的人罹患脑卒中、心脏病或失明。

德国也是深受肥胖困扰的欧洲国家之一。国际肥胖症研究协会公布的一份报告指出，有 53% 的德国男性体重超重，其中 22% 的男性患有肥胖症，女性体重超重的比例也超过一半。世界卫生组织的营养专家布兰柯称，60% 的德国人运动量不足，每日需要的能量中高达35% 来自脂肪，高于建议最高量 30%。

美国的情形同样不容乐观，2016 年美国疾病控制中心透露的一组数据显示，约 70% 的成年人 BMI 超过了 25。

澳大利亚人的体重现状更为严峻。《柳叶刀》2014 年的一份统计报告显示，澳大利亚肥胖儿童人数已经占到儿童总数的 25%，成年人的肥胖率已经高达 63%。这一数据超过了世界上绝大多数国家。由于肥胖率猛增，澳大利亚的飞机不得不做出相应的改变。澳大利亚空中救护队的急救飞机，原来病患体重上限是 140 千克，目前不得不换了两架病患体重上限最高达到 260 千克的飞机。此外，连医院的担架也将载重量上调到了 220 千克。澳大利亚的国家交通委员会还建议把所有公交车的载重量从 16 吨变成 18 吨，因为在乘车人数相同的情况下，澳大利亚公交车的负荷越来越大了。

据世界卫生组织统计，2014 年，全球近 1/3 的死亡案例与肥胖、缺乏锻炼和吸烟相关，其中每年死于与肥胖有关的 2 型糖尿病的患者有 300 多万人，这种病症通常会导致心脏病和肾功能衰竭，目前患病人数已经达到 4.22 亿。据世界卫生组织预测，未来 25 年，这一数字还可能翻一番。

肥胖还会加重心脏病隐患。世界卫生组织数据显示，2016 年，全球总共有 1 790 万人死于心脏病和其他循环系统疾病，占总死亡人数的 1/3。

如今肥胖不再是发达国家的独有问题，而是在向发展中国家"下沉"，随着人口密集的亚洲、非洲国家的肥胖人数猛增，全球肥胖人数水涨船高，令人忧心。

一份被发表在《柳叶刀》上的研究显示，中国的肥胖人口已超过美国，居世界首位，包括 4 320 万肥胖男性和 4 640 万肥胖女性，分别占全球的 16.3% 和 12.4%。美国则以 4 170 万肥胖男性和 4 610 万肥胖女性位列第二。在严重肥胖人口方面，中国从 1975 年男性和女性分列第 60 位和第 41 位升至第二，仅次于美国。我国居民营养和健康状况调查也显示，目前中国肥胖者已超过 9 000 万人，超重者更是高达 2 亿人。据专家预测，未来 10 年中国的肥胖人口也将超过 2 亿人。

尤其令人担忧的是儿童肥胖现象的迅速蔓延。国家卫健委于 2015 年发布的《中国居民营养与慢性病状况报告》显示，我国 6 ~ 17 岁儿童青少年超重率为 9.6%，肥胖率为 6.4%，比 2002 年上升了 5.1 个和 4.3 个百分点。营养学专家范志红指出，由于经常食用高盐高油高热量的食品和缺乏科学运动，青少年肥胖逐渐引发的性早熟、骨科病、心脏问题等健康隐患，严重影响了下一代中国人的身体素质。

在一些经济落后的非洲国家，饥饿和营养不良等虽然仍是困扰人们的问题，但日趋显现的肥胖问题也开始引人关注。有专家指出，"非洲人从营养不良状态直接进入了营养过剩状态"，目前已有1/3以上的非洲女性和1/4以上的非洲男性属于肥胖人群。在南非，5 500万总人口中有26.8%属于肥胖者。目前，南非已经成为全非洲肥胖人口比例最高的国家，南非政府曾砸下重金预防肥胖和治疗肥胖相关疾病，但收效甚微。面对这些挑战的不仅仅是南非，根据肯尼亚政府的一项调查，在肯尼亚也有超过40%的30～40岁的女性超重或肥胖。

面对肥胖蔓延趋势，世界各国纷纷采取措施加以抵制。例如，新加坡的学校增加了学生体育活动，以瓶装饮用水代替软饮料；巴西政府下令在学校午餐中增加水果和蔬菜比重；阿拉伯联合酋长国人口最多的城市迪拜则专门举办为期1个月的减肥竞赛，凡是阿联酋公民，每减肥1千克就可以获得1克黄金的奖励；加拿大政府实施了儿童健身退税措施，父母可为子女报名参加由加拿大公共卫生局指定的体育运动项目，从而享受每年申报个人所得税直降500元的补贴；瑞典国民健康研究院更是制定了79项策略，包括建议国民改善饮食、加强运动，提议多开辟自行车专用道、增加运动设施供人们减肥健身，等等；德国政府曾发表一项同肥胖作斗争的行动纲领，鼓励本国的肥胖者通过体育运动和合理饮食实现减肥目标，并且要求学校和养老院等机构更加重视合理饮食与营养平衡，并尽早对青少年进行健康教育；2011年10月1日，丹麦正式开始对含有脂肪的食品征税，成为世界上第一个开征脂肪税的国家；印度南部省份喀拉拉邦政府也宣布该邦将对在快餐厅里出售的比萨饼、汉堡包、三明治等"垃圾食品"征收14.5%的"脂肪税"。

为了应对肥胖问题,英国政府甚至推出了一系列"保姆政策"("保姆政策"是指通过建议或法律形式干预公民生活方式的政策)。2016年,英国政府宣布将对嗜甜的英国人征收"糖税",并于2018年4月正式开始实施,对每100毫升含糖量5克以上的软饮按照每升18便士或者24便士的标准征税。"糖税"被英国政府誉为"里程碑式"的举措,在此之后,50%的饮料生产商为避免被征税而调整配方,降低了饮料含糖量。英国电信局还宣布,禁止宣传垃圾食品的广告在以青少年为受众的电视节目和他们可能观看的普通节目中播出,以应对英国日趋严重的青少年过度肥胖问题。为了推动民众运动减肥,英国公共健康服务机构还为民众开办了包括街舞、探戈、蹦床等在内的课程。

近年来,美国政府为解决儿童肥胖问题也是频频出招:对含糖饮料征收附加税,要求学校提供更健康的食品,号召家长把电视机搬出儿童卧室以减少儿童看电视的时间,并增加儿童的户外活动等。

2010年2月,时任美国总统奥巴马签署行政备忘录,成立由第一夫人米歇尔·奥巴马牵头的特别工作组,应对日益严峻的儿童肥胖问题。根据备忘录,美国政府将制定有效战略,鼓励家庭和社区共同参与,利用公共部门及个人的资源,多管齐下解决儿童肥胖问题。特别工作组由米歇尔·奥巴马领导,卫生与公众服务、教育、农业和内政部长共同参与。备忘录中写道:"我们现在必须行动起来,改善美国儿童的健康状况,避免花费数十亿美元用于治疗那些可以预防的疾病。"

为了提高青少年体质,切实减缓青少年肥胖在我国的蔓延速度,我国在全国范围内广泛开展"全国亿万学生阳光体育运动",切实减轻学生过重的课业负担,确保学生每天锻炼 1 小时,确保青少年休息睡眠时间,加强对卫生、保健、营养等方面的指导和保障。2016 年 7 月,北京市疾控中心决定试点开展中小学校肥胖警示与分级管理工作,指导学校将肥胖防控工作落实到每个班级和教师。

如今,肥胖已被世界卫生组织正式确定为十大慢性疾病之一。人们正在举全球之力与肥胖进行艰苦卓绝的战斗,脂肪战争已不再局限于肥胖症患者,而成为一场全民战争。

科技提升战斗力

科技的发展无疑是人类彻底解决肥胖问题的最大希望所在,医疗技术、生物技术、基因技术的互相支撑和发展也为人类达成这一目标提供了保障。尽管苗条素的故事在狂欢中黯然落幕,减肥药的研究徘徊不前,但执着的人们从未向困难低头,不管是基础研究还是临床实践,一系列新的发现推动着人们对肥胖认知的进一步深化。当越来越多的人深陷在油腻的脂肪中不明前路时,科技始终是夜空中最亮的星。

数百年来,科学家们为了一探肥胖的究竟、揭开脂肪的秘密而前赴后继,尽管人体的精妙令人喟叹,也常令人深感迷茫无助,但终究有迹可循。目前人们达成的共识是,肥胖是由多因素引起的代谢失衡或紊乱导致,家族遗传因素、不良生活习惯、身体功能失调都是其诱因。顺着这几条道路,各个领域的科学研究都找到了相关的线索,我们相信,这些线索终将带领人们找到剿灭脂肪的利刃。

向肥胖基因宣战

20 世纪 70 年代，诞生于分子生物学和分子遗传学综合发展基础上的一门崭新的生物技术科学——基因科学悄然登场，人类隐藏在 DNA 分子链条上的遗传密码被逐渐解开。2003 年，历时 13 年，由 6 个国家通力协作实行的"人类基因组计划"在万众瞩目下收官，人类全部遗传信息的 30 亿个碱基对序列，宛如一本内容浩瀚的天书在人们面前展开，关于肥胖基因的研究也在世界各地有条不紊地开展着。

目前，人类基因组中的上百个基因位点已被认定可以在特定条件下影响人体机能，造成肥胖。例如，具有调节食欲功能的 SIM1、MC4R；在儿童时期建立，会影响到成年期代谢的 Fgf21；和脂肪燃烧相关，调节人体产热机制的 IRX3 和 IRX5；被认为与人体肥胖相关度最高的遗传因子，控制人体食欲的 FTO；在人们食欲和体重的中枢控制中发挥作用的 TMEM18；等等。

既然找出了影响肥胖的基因位点，通过对基因进行编辑以预防和治疗肥胖症，甚至优化改造自己的下一代，让他们更加健康和苗条，就成为最激动人心的预言。

从出现到现在，基因编辑技术经历了多次迭代，从锌手指核酸酶到"神话"核酸酶，再到如今的 CRISPR-Cas9 基因编辑系统，基因编辑的准确性和效率越来越高，所应用的研究领域也越来越广。拿到打开基因这扇大门的钥匙，没有人会浅尝辄止，无数科研工作者夜以继日地工作着，期望能够掌握这把上帝的手术刀，轻轻一挥就将人变得更健康、更聪明、更美丽——当然，也更瘦。尽管通过基因编辑而优化人体的理论体系在伦理的红线下尚未成形，但许多的动物实验已经预示了这种可能性。

2017 年，中科院动物所赵建国研究员带领的团队就利用 CRISPR-Cas9 基因编辑技术培育出一批抗寒能力出众却减少近 1/4 脂肪的猪。研究人员在猪的特定基因位点上插入一组被称为脂联素 –UCP1 的基因片段，并通过包括克隆技术在内的现代生物技术培育出了一批基因优化猪。脂联素 –UCP1 基因片段被认为可以通过激活褐色脂肪线粒体功能而增强褐色脂肪的燃烧，从而为机体提供热量。因此，和野生型猪相比，这些进行过基因优化的猪明显更加抗寒，这也意味着，基因优化猪为了产生热量而消耗掉了更多的脂肪。

不过，赵建国和他的团队进行这项研究并非为了帮助人们更好地减肥，在猪的现代育种工作中，减少脂肪沉积、增加瘦肉率、提高饲料转化效率才是育种工作者一直想解决的问题。实验显然很成功，后期测量的数据证明，相比于野生型猪，基因优化猪的生长率和饲料转化率虽然没有显著变化，但在 6 个月大的时候，其瘦肉比例明显增加，脂肪比例下降了近 1/4，尤其是背部脂肪的厚度显著减少。

为探究基因优化猪为什么会这么瘦，研究人员又专门在透射电子显微镜下仔细观察了野生型猪和基因优化猪不同身体部位的脂肪组织。他们发现，在基因优化猪的脂肪组织中，脂肪细胞相对野生型猪明显更小，且存在许多小脂滴。这些小脂滴表明，基因优化猪的脂肪细胞还有可能提高了脂肪水解能力。

这项研究不仅可以让人们吃到更好吃的猪肉，还意味着激活脂联素 –UCP1 基因能够增强褐色脂肪的活力，对于减肥有着不小的帮助，也许未来人们就可以通过它来轻松瘦身了。

2019 年，利用基因技术，美国纽约大学医学院的研究人员发现一种叫晚期糖化终产物受体（RAGE）的蛋白质是阻止脂肪燃烧的"元凶"。这位 RAGE 并非天外来客，在进化时期，为了能够在变化莫测的生存环境下抵抗饥饿，人类和动物进化出一种储存脂肪的机制，这种关键的蛋白质 RAGE 可以阻止脂肪燃烧，防止人和动物在食物匮乏时饿死。当营养缺乏时，身体进化出这种储存能量的机制必然是有意义的。但当体内的营养过剩时，这种机制依然在发挥作用，就导致了脂肪大量堆积。

科学家们通过基因编辑技术清除了实验小鼠体内的 RAGE，又取了一组正常小鼠作为对照组，同时给两组小鼠喂食高脂肪食物，两组小鼠每天吃等量的食物，并做相同的体力活动。结果显示，在高脂肪饮食 3 个月后，普通小鼠比无 RAGE 蛋白的小鼠体重上升了 75%。

取得了明显的研究进展后，研究人员们又将去除 RAGE 后的实验小鼠体内的褐色脂肪组织移植到了普通小鼠体内，想看看这样做是否也有防止长胖的效果。在这种情况下，小鼠们又吃了 3 个月的高脂肪食物。令人欣喜的结果出现了——接受移植的小鼠即使吃高脂食物，也没有一般小鼠增加的体重多。

这就是说，去除体内的 RAGE 蛋白的确能够帮助人们控制体重，通过移植去除 RAGE 蛋白的褐色脂肪也有可能帮助人们成功瘦身。

肠道微生物——隐藏的幕后大佬

粪便移植，光听名字就令人皱眉。然而这种历史悠久的治疗方案，目前已经被应用于多种消化系统感染和代谢疾病的治疗。事实上，所谓的粪便移植当然不是用粪便本身，而是利用隐藏在粪便中的肠道菌群进行治疗。

在人体的肠道中寄生着 10 万亿个细菌，约占人体微生物总量的

80%，总重量高达 1.5 千克。可不要小看了它们。这些肉眼无法看到的小家伙在我们每个人的身体中形成了独特的肠道生态环境，构成了一个庞大稳固又错综复杂的系统。近些年，在基因技术的助攻下，人类得以进入肠道菌群这一新的科学领域。随着研究的不断深入，科学家们发现，之前并不受关注的肠道菌群，在人体中发挥了巨大作用，肠道菌群的失调与肥胖、肠道疾病、过敏性疾病、免疫系统疾病乃至精神疾病都有着隐秘而密切的联系。

由于肠道菌群数量庞大、种类繁多，互相的作用机制十分复杂，再加上人们的个体差异，很难将其中的某个菌种提取出来用以治疗疾病，于是人们就把经过处理的健康的人的粪便液，灌到患者肠道内，在患者肠道内构建同健康的人相似的菌群环境，以达到治疗疾病的目的。由于这一研究领域开启的时间并不长，当前粪便移植在临床上的应用并不多，主要用于治疗由长期使用抗生素引起的艰难梭菌感染。

早在 2006 年，就有科学家通过比较肥胖人群与非肥胖人群远端结肠菌群的差异，发现了肥胖者与非肥胖者肠道菌群的区别，并且观察到，肥胖者在体重减轻 1 年后，肠道菌群开始变得与非肥胖者十分相似。为了再次验证肠道菌群的改变是否导致了机体肥胖，科学家们进行了另一个实验，他们把肥胖型小鼠和非肥胖型小鼠的肠道菌群分别植入两组正常无菌小鼠的肠道，两个星期过去了，被植入肥胖型小鼠肠道菌群的无菌小鼠，比起另一组小鼠，体重有了明显的增加。这一实验充分说明了小鼠体重的增加可能归因于肠道菌群的不同。

2008 年，又有科学家通过对肥胖儿童的肠道菌群的研究，发现与体重正常的同龄儿童相比，肥胖儿童的肠道双歧杆菌减少，肠球菌较多，这说明肠道菌群的紊乱发生在体重增加之前。

前面说到，粪便移植目前在临床上主要应用于治疗艰难梭菌感染。这一领域的治疗也出现了和肥胖相关的案例。2013 年，美国一名 32 岁的女子因饱受艰难梭菌感染引起的呕吐和腹泻困扰，接受了来自身材肥胖的女儿的粪便移植，不久后身体就开始好转并很快痊愈。在感谢现代医学治好了她的疾病之余，这名女子却发现她的体重难以抑制地暴增，从手术前的 62 千克长到了 16 个月后的 77 千克，和自己的女儿一样变成了一个肥胖者，她的 BMI 由原本的 26 增至 33。自此之后，在粪便捐献者的限制条件中就出现了对 BMI 的要求。

尽管肠道菌群导致体重变化的机制尚不清楚，但已为人类治疗肥胖症提供了新的思路。各国科学家有关肠道菌群与疾病和健康关系的研究和相关结论层出不穷。2019 年，美国犹他大学的研究人员在《科学》(Science) 上发表了一项新的研究。该研究表明，健康的小鼠体内有大量的梭菌，而随着年龄的增长，那些免疫系统受损的小鼠肠道中会失去这种微生物。即使坚持健康的饮食，小鼠也不可避免地会变得肥胖。将这些微生物放回小鼠体内，可以让小鼠保持正常体重。尽管这项研究指向的是免疫系统对于肠道菌群的调节作用，但它再次证明了肠道菌群对于体重的影响。

在我们身边总有一些令人羡慕的人，他们胃口不错，也不一定有非常良好的运动习惯，但就是怎么吃都不会胖！每到聚餐时，我们一边克制着自己的食欲，小心翼翼地计算将要摄入的卡路里，一边看着他们在一旁大快朵颐，简直是"羡慕嫉妒恨"。如果科学家告诉你，只要将他们的肠道菌群移植到你的肠道内，你也可以拥有同样只吃不胖的能力，你会不会心动？

当然，肥胖的成因复杂且多样，即便科学家可以令人信服地证明，肠道菌群移植能够治疗因菌群失调引起的肥胖，也无法解决所有胖子的问题。况且粪便移植技术本身还不成熟，面临着无法防止传播难以发现的疾病、操作程序和应用剂量没有统一规定、筛选健康捐献者的程序复杂且成本较高等问题。人们对于肠道菌群的认识还远不够清晰，粪便移植是否会打乱原有的菌群秩序，从而带来其他负面作用也尚不明了。不过，至少这为人们对抗肥胖的研究提供了新的思路和方向。

用"好"脂肪对抗"坏"脂肪

在前面的研究介绍中，出现了褐色脂肪的概念，那么究竟什么是褐色脂肪呢？同样是脂肪，又为什么会有"好""坏"之分呢？

早在 1551 年，瑞士动植物学家康拉德·格斯纳就在土拨鼠的身体中发现了这种深颜色的脂肪组织，并且证明了这种组织具有为身体产热的功能：在寒冷的环境里，褐色脂肪细胞会疯狂地工作，将大量的脂肪分子投入线粒体中的化学反应炉，从而产生热量。人们还发现，在婴儿身体里存在比成人更多的褐色脂肪，这是因为婴儿身体的调节功能比较差，需要褐色脂肪组织的产热功能来帮助他们抵御寒冷。随着年龄的增长、身体调节功能的健全，人体内的这种褐色脂肪就变得越来越少了。在动物身上，特别是和人类相近的灵长类动物身上，这种褐色脂肪的分布更为广泛，这些动物的体脂率也较低。

我们都知道，堵不如疏。与其饿着肚子节食限制能量的摄入，还不如激活或增加褐色脂肪产热，从而促进人体脂肪的消耗。所以，褐色脂肪成了人们治疗肥胖的研究对象。

2015 年 1 月，一种治疗由膀胱过度活动导致的尿频、尿失禁的药物米拉贝隆（Mirabegron）闯进了科学家们的视野。美国哈佛医学院的科学家们证明，米拉贝隆能够显著激活健康人体内褐色脂肪的活动，从而使人体多消耗 13% 的能量。换句话说，服用米拉贝隆之后，每个健康男性每天平均可多消耗 200 多大卡的能量。这背后的原理是什么呢？原来，控制褐色脂肪燃烧和调节膀胱活动的"信号"恰巧是同一个。米拉贝隆本身也许并不能直接被用来治疗肥胖症，但是米拉贝隆的"意外"疗效，至少说明通过肾上腺素系统来模拟寒冷"信号"，促进褐色脂肪的燃烧，从而提高人体的新陈代谢活动，是一种值得探索的减肥新途径。

那么，有没有可能将我们身体里的白色脂肪转化为褐色脂肪呢？

美国加州大学旧金山分校糖尿病中心的卡吉隆拉（Shingo Kajimura）和他的团队找到了能将白色脂肪转化为褐色脂肪的开关——一种名为 PRDM16 的蛋白质。从目前的研究来看，一种治疗 2 型糖尿病的处方药噻唑烷二酮能稳固住 PRDM16 蛋白质，使其在白色脂肪中聚集，达到足够的浓度后就会打开基因控制的开关，将白色脂肪转为褐色脂肪。科学家们还在人体中发现了一种被称为"鸢尾素"的激素，也可以作用于白色脂肪，诱导其转化为褐色脂肪。

如果将来我们能用药物模拟褐色脂肪细胞的产生环境，让机体生成更多的褐色脂肪细胞，或者通过某种手段促进白色脂肪向褐色脂肪的转变，甚至人工制造一些褐色脂肪细胞再移植到人体中，是不是就能通过这种"好的"脂肪来帮助我们减肥呢？

潜力巨大的骨骼肌

骨骼肌附着于骨骼，是使身体运动的动力器官。拥有适度的骨骼肌不仅有助于提高人体的基础代谢率，还能够为人们塑造更好的身材，对于大多数的肥胖者来说，实现增肌减脂是前往健身房的最大目标。

和棕色脂肪相似，骨骼肌也是消耗能量的"大户"。

美国桑福德·伯纳姆·普雷比斯医学研究院通过一系列的研究发现，骨骼肌中一种叫 Sarcolipin 的肌脂蛋白能够促进脂肪的燃烧。糖解型快肌是体内主要负责爆发性运动的肌肉，肌细胞内肌脂蛋白水平很低，脂肪代谢也不活跃。胫骨前肌是小腿前面附着的肌肉，也属于糖解型快肌，在经过 12 周高脂饮食喂养后，小鼠的胫骨前肌内会出现脂肪代谢中间产物堆积，严重时甚至可以导致肌细胞死亡。

研究人员发现，在实验小鼠的胫骨前肌中加入额外的 Sarcolipin 肌脂蛋白，肌纤维类型与尺寸不会发生改变，但是肌肉内脂肪代谢相关蛋白质水平明显上升。在同样"享受"12 周高脂饮食之后，实验小鼠的胫骨前肌中脂肪的含量相较于对照组也明显下降。与此同时，Sarcolipin 蛋白也能影响到小鼠肝脏中白色脂肪细胞的体积与脂滴数量。与对照组相比，这些小鼠虽然摄入了更多高脂食物，净体重却增加得更为缓慢。

看不见的手

站在全球化和互联网化的大时代节点上，我们无法忽略市场经济这只"看不见的手"通过对人们生活方式和文化思潮的改变而影响脂肪战争的进程，亦无法忽视商业力量对人类减肥事业的助推作用。

一如大航海时代开启的背后，是东印度公司等商业机构与政府联手攫取财富的雄心；人类出行方式的变迁，源于飞机和汽车工业巨头在巨额利润诱惑下进行的技术革新，减肥这门"生意"，从19世纪减肥专家出版的小册子和推荐的小饼干开始，到当今遍地开花的减肥代餐、美体内衣、健身器械、瘦身课程，一直在庞大的商业世界中有着自己的一席之地。纵观脂肪战争的漫长历史，由减肥催生的商业热点和商业模式层出不穷，由商业推动的减肥热潮亦此起彼伏。

2017年，财经作家吴晓波提出了新中产红利的概念。有报告显示，预计到2020年，中国消费总量增长的81%将来自中产阶层。新中产阶层的消费市场充满巨大的商业潜力，他们对健康十分重视，愿意为健康领域的产品或服务买单；他们更加留意自己的饮食和生活习惯等对健康的影响，愿意在运动服饰、运动装备、课程和有机食品等方面投入更多。

中产阶层的扩大催生了巨大的商业市场，这是早在第一次工业革命时期的欧洲就发生过的故事。

也是在2017年，世界权威医学杂志《柳叶刀》发表了一篇以全球大数据为基础的对近40年肥胖人群进行研究的报告。研究结果显示，肥胖人口总数已经在全球范围内超过营养不良人口总数，在过去的40年里，全球的肥胖人数呈现了惊人增长：从1975年的1.05亿上升至2014年的6.41亿。更让人惊讶的是，中国的男性肥胖人数为4 320万人，女性肥胖人数为4 640万人，已经超过美国，高居全球第一。

在我国，当肥胖人群的快速增加和移动互联网发展的热潮相遇，面对这样的一个财富的蓝海，一个个嗅觉敏锐的企业早已按捺不住。

让我们从商业角度，来看看互联网热潮下减肥相关行业发生的新动态，它们对脂肪战争的走向会起到哪些作用？

运动，遇见更好的自己

大量数据表明，世界性的健康危机是 21 世纪摆在人们面前的严峻问题。人们一边在为更便捷的生活创造着各种工具，创新着各种商业模式，一边为这些便利付出了懒惰的代价。为了消解这种矛盾，运动成了不甘堕落的人们追求健康最重要的方式。

对于大多数人来说，运动不一定是为了减肥，但它客观上确实能对燃烧脂肪、保持好身材起到显而易见的作用。在发达国家，运动健身已成为中产阶级的一种生活方式。法国社会学家宝帝·古若米在《法国休闲体育发展趋势》中提到，体育运动在法国的普及程度非常高，有 89% 的 14 岁以上的法国人至少参加一项体育活动。

在中国，随着生活水平的提升，人们对运动健身的重视程度也越来越高，随着健身房、运动场地、健身软件等外部条件的不断发展成熟，运动健身已经融入很多人每天的生活中。由腾讯公司 QQ 大数据联合 QQ 运动发布的《2018 年中国人运动报告》显示，2018 年中国人日均行走步数首次突破 6 000 步大关。从连续 3 年发布的数据来看，人们的运动量明显在逐年增加。

根据国家统计局数据和天猫发布的《2019 运动消费趋势报告》，2019 年有近 2.76 亿人经常参加体育锻炼。庞大的人口基数为健身行业带来了巨大的需求。到 2020 年，我国健身产业总产值达 1 850 亿元，健身产业规模超过 2 000 亿元。[①]

相对于发达国家，国内健身产业仍有很大的发展空间，《2018

---

① 来自智研咨询。

IHRAS 亚太健身俱乐部产业报告》显示，2017 年中国前十大城市健身会员渗透率仅为 0.97%，不到澳大利亚和新西兰的 1/10，健身渗透率仍有很大提升空间。

从健身人群特征来看，女性占比达 67.7%，远高于男性；年龄分布方面，30 岁以下的人占健身人群整体的比重超过一半。在新的社会背景下，健身还被赋予了一定的社交属性，比如通过图片、数据等形式满足"秀自我"的欲望，一些定位高端的健身房也是会员的社交场所。尼尔森数据显示，有近 50% 的健身消费者会以一定频次在社交平台秀健身成果，其中女性的比例更高。

不同于健身房的高门槛，随着健身文化的快速传播，健身教练培训、健身器械供应、健身营养品开发等健身周边服务业率先突围，成为最大受益者。

传统健身房下沉加速、私教工作室增加，加之行业的高流动性，健身教练缺口巨大，带来了健身教练培训业的需求。家庭健身需求激增、健身房扩张则给健身器械行业带来了机遇。与此同时，以美国的经验来看，食品、营养补剂、服装器材等销售收入占健身房收入比重超过 70%，健身营养品作为健身者、减肥者的必备品亦存在巨大机会。

在线运动——口袋里的健身房

快节奏的生活压缩了人们的自由支配时间，城市的发展也增加了人们出行的成本。人们懒得出门，又想在运动时更节省时间，在线健身解决了这个用户痛点，自然迎来了爆发式的增长。

诞生于 2012 年的美国 Peloton 公司是在线健身领域的先驱，也是一家被誉为"健身界奈飞（Netglix）"和"健身领域苹果"的独角兽公司。Peloton 靠动感单车起家，除了硬件外，还向用户推送订阅内容，内容主要为专业的健身课程。2018 年 Peloton 推出了新的硬件——智能跑步机。纵观 Peloton 的发展史，"内容＋硬件"的盈利模式使其快速成长起来，成了不少同行的模仿对象。

Pelonton 创建于 2012 年，如今核心产品服务类别已扩展至跑步机及瑜伽、冥想等领域。Peloton 不仅生产健身硬件设备及配套的平板电脑和软件，还自行制作视频流媒体内容供用户订阅，并且建立了自己的零售体验店网络，实现了产品、服务、生产、交付的"垂直一体化"。

Peloton 官网显示，其动感单车单价近 2 000 美元，跑步机单价近 4 000 美元，视频内容订阅费用则为每月 39 美元，相较于市场平均水平并不便宜，但近年来却受到市场的热烈追捧。截至 2019 年 6 月 30 日，Peloton 总共销售了 57.7 万台硬件设备，在线健身内容订阅用户量高达 140 万。

分析人士表示，高质量订阅内容是其出奇制胜的关键，提高了用户留存率、互动性和趣味性，降低了用户的"运动惰性"，也让其与传统家用健身产品区别开来。Peloton 总裁威廉姆·林奇表示，其用户每个月的平均健身次数为 11 次，比上年同期提高近 3 成，靠的就是优质内容的持续输出。他表示，此前公司有志于成为"健身界奈飞"，今后也将和奈飞一样，保持对内容制作的大手笔投入。

近几年，国内在线健身的风口也催生了很多健身 App，催生了一股在线健身的风潮。Keep 是其中比较有代表性的一个。

2014 年，"90 后"王宁在毕业前夕通过运动成功减重 30 千克并注册了一个为大众提供健身资讯的官方微信号。乘着互联网资本投资的热潮，王宁和他的团队在一个月后获得了泽厚资本天使轮 300 万元的投资。2015 年 2 月，Keep 上线运营。作为一款为用户提供健身服务并且具有社交属性的 App，Keep 的内容包括运动健身课程、知识详解和运动爱好者的互动，上线 105 天用户量即突破百万，此后用户量节节攀升，上线 2 年后就获得了 8 000 万的用户量，成为移动互联网时代的现象级产品之一。

截至 2019 年，Keep 有 2 亿用户，累计运动总时长达 224 亿分钟。据数据统计，Keep 平台上的用户平均每周锻炼 4.64 次，每次锻炼时长平均为 20 分钟。"自律给我自由。"Keep 这句经典的广告语也随着 App 的火爆成为人们的励志格言。

作为一款专注健身的"小众"应用，Keep 能取得这样的成绩少不了大势的推动：无论是中国移动互联的兴起，还是线上社交圈子的火热，又或是肥胖人群猛增引发的全民运动的浪潮，以及审美与健康价值观的转换，都对 Keep 的成功有极大的助推作用。事实上，在这一领域快速发展的不止 Keep，还有小米运动、咕咚、FEEL、悦跑圈等，它们都获得了相当可观的融资金额和用户量。

这些应用借鉴了 Peloton 的经营模式，线上课程的发展也推动了智能跑步机的生产，Keep、小乔体育和咕咚推出的智能跑步机采用跑步机＋线上课程的模式，进入家庭健身市场。这款产品具有小巧轻便、占用率超低等特点，通过升级换代可实现多人联机、场景模拟、数据检测、社交互动等。

此外，和运动相关的可穿戴设备也迎来了发展的高峰。以性价比见长的数码品牌小米从 2014 年 7 月推出第一款用于监测个人健康数据的小米手环以来，不断进行产品迭代，在消费力旺盛的中国市场销量遥遥领先。

无论是专业健身房的快速发展，还是在线运动的高速普及、可穿戴设备对人体的精准监测，都推动了更多人从懒散中走出来、动起来。在系统的职业培训中掌握了专业知识的健身教练和不断被开发的线上减脂课程，都自觉地承担了减肥相关知识的普及工作，让许多身陷肥胖的人，用更科学、更有效、更持久的方式对抗脂肪的堆积，保持身材的健美。

改变饮食结构

随着生活水平的提高，越来越多的人认识到加工食品对身体健康的危害，天然食品、有机食品成为人们的选择。通过物理的、医疗的、药物的方式来减轻体重的方法因为过于激进，而让那些只是想温和去除脂肪的人们望而却步，越来越多的人愿意用调整饮食结构、增强体育锻炼等更加健康与天然的方式达到瘦身的目的。

膳食结构与人类的健康苗条有着密切的关联。20 世纪是人类历史上科学发展最迅速的 100 年，抗生素的发现、疫苗的研制和免疫工作的开展、医疗水平的提高等，使世界上大多数国家的疾病谱和死因谱发生了很大的变化。影响人类健康的主要疾病已由过去的传染病转变为慢性非传染性疾病，特别是代谢类疾病。造成这种转变的，除了老龄化因素，膳食结构的变化是主要原因。

说到不合理的饮食结构，不得不提现代食品工业的大举入侵。以当前肥胖率高达 33% 的墨西哥为例，传统饮食以玉米、海鲜等为主要食材，这些食物不易导致发胖。美国、加拿大、墨西哥三国签署的北美自由贸易协议生效，降低甚至消除了相当一部分商品的关税，背靠食品工业最发达的美国，墨西哥迅速沦为"垃圾食品"天堂，各类快餐充斥街头，各种富含脂肪、糖、盐的加工食品和碳酸饮料因便捷、实惠而被摆上了墨西哥人的餐桌。根据市场调查机构欧睿国际提供的数据，墨西哥人每人每年平均要消耗约163升的碳酸饮料！

当然，签署北美自由贸易协议的另外两个国家，美国和加拿大，肥胖率也居高不下。

我国的情况也不容乐观。除了各种"垃圾食品"和碳酸饮料，大城小镇、大街小巷包罗各种地域风味的餐厅和外卖，也是颇具中国特色的肥胖诱因。更富裕也更繁忙的人们只要走出家门或者动动手指就能吃到餐厅烹制的各种菜肴，更可口的食物背后可能是劣质的食用油、浓油赤酱的烹饪方式，以及说不清道不明的食品添加剂。

尽管加工食品给人们的健康带来了许多负面影响，我们并不能简单否定它。就像谷物的广泛耕种给人们带来更加稳定的食物来源，从而催生了农业文明一样，食品商店里琳琅满目的食物、各色餐厅里色香味俱全的菜肴，都作为人类文明的一部分，让人们的生活变得富足、多样、美好，带给我们幸福的饮食记忆。

令人感到欣慰的是，随着肥胖等代谢疾病的肆虐，人们对于膳食结构的认识也在进步。近年来比较流行的低脂饮食、生酮饮食，无论是否绝对健康合理，至少表明人们已经认识到了调整饮食结构的重要性。

日本饮食模式是一种备受营养学专家推崇的模式，它既有以粮食为主的东方膳食传统特点，也汲取了欧美国家膳食的长处，人均年摄取谷物和动物性食品的量比较均衡。

在由世界卫生组织公布的各国平均寿命排名中，日本多年蝉联第一。这既有赖于高质量的医疗服务和社会福利，也和日本人精致均衡的饮食习惯分不开。日本是世界上肥胖率最低的发达国家，肥胖率只有3%，即便是以浪漫优雅、精致苛刻著称的法国，肥胖率也有11%，而美国则高达32%。是什么让并不怎么爱运动的日本人维持如此低的肥胖率呢？有研究发现，若日本人采用西式的饮食模式，也同样会发胖。这说明独具特色的饮食结构是日本人保持苗条的关键。

作为一个亚洲岛国，日本在漫长的历史中发展出较为独特的饮食文化。日本人在烹饪食物时，喜欢用蒸、煮等方式保留食材本来的味道，只添加很少的调味料，对油腻和辛辣的调味料用得更少。对于新鲜的食材，日本人还喜欢生食。日本四条流的第四代传人四条隆彦在《日本料理做法》中称："日本料理有一条原则，即其滋味不能超过材料原有的滋味。"

日本料理十分注重饮食的多样性和均衡性。日本政府鼓励学生每日吃到30种食材。在市场中，也随处可见各种时令食材。鱼类、豆腐、煮菜、米饭，搭配豆类发酵而成的酱油，是日本家庭最常见的饮食构成。作为岛国，海鲜是最受日本人欢迎的食材。大部分鱼类、虾类都有高蛋白质、低脂肪、富含多种营养物质的特点。

此外，日本料理往往会用很小的碟子装上不同种类的食材，人们对每样食物都浅尝辄止，既丰富了食物的种类，又控制了食物摄入量，在细嚼慢咽中更增强了饱腹感，享受每一次食物入口的幸福。日本强调节制和适可而止的饮食文化也使日本国民相对远离肥胖的困扰。

由食品加工业带来的膳食结构变化是全球经济发展不充分的表现。随着全球经济的继续发展，全球化程度的日益加深，食品生产和仓储运输能力持续加强，营养学专业知识全面普及，人们的膳食结构必然会向着更好的方向发展。

原本橄榄油是只有地中海国家才使用的食用油，在中国，人们更习惯用花生、大豆、菜籽榨油。如今，在国内的大部分超市，我们都可以很轻松地购买到橄榄油，甚至买到被认为更健康的山茶油、亚麻籽油。原本深海鱼类只有沿海地区的人们才能吃到，现在在远离海洋的内陆地区，人们也能吃到活蹦乱跳的海鲜了。

经济的发展让世界各地的人们都有了优化原有饮食结构的可能。在商品极其丰富的今天，只要你愿意，给自己做出结构合理、荤素搭配、营养丰富的一餐，没有任何难度。

 脂肪·小·知识

世界卫生组织关于食用脂肪和糖的建议

当前，世界卫生组织已经将肥胖和营养列入重点关注的人类健康问题，并对人们日常的饮食提出了一系列的指导意见，其中，对于脂肪和糖的摄入也给出了较为详细和具有实用性的建议。

脂肪

成年人应将摄入的脂肪总量减至总能量物质摄入量的30%以下，这有助于防止体重过重。此外，人们还可以通过以下方式降低罹患非传染性疾病的风险：

· 将饱和脂肪摄入量减至总能量物质摄入量的10%以下。

· 将反式脂肪摄入量降至总能量物质摄入量的1%以下。

· 用不饱和脂肪代替饱和脂肪和反式脂肪。

可通过以下方式减少脂肪摄入量，特别是饱和脂肪和工业生产的反式脂肪摄入量：

· 做饭时采用蒸或煮的方式，而不是油炸的方式。

· 用豆油、菜籽油、玉米油、红花油和葵花油等富含不饱和脂肪的油类来代替奶油、猪油和酥油。

· 食用减脂乳制品和瘦肉，或去掉过肥的肉。

· 限制食用烘焙或油炸食品，以及含有工业生产的反式脂肪的预包装零食和食品（如甜甜圈、蛋糕、馅饼、曲奇饼、饼干和薄脆饼）。

糖

无论是成人还是儿童，游离糖的摄入量应减至总能量物质摄入量的 10% 以下，减到 5% 以下会对健康更有益。

可用来减少糖摄入的方法有：

· 限制食用含糖量较高的食品和饮料，如含糖零食、糖果和含糖饮料。

· 将新鲜水果和蔬菜作为零食食用，而不是食用含糖零食。

参考文献

[1] 字媒体主编. 原来你是这样的汉字 [M]. 北京：人民日报出版社，2017.

[2] 马胜学. 失衡：我们为什么无法摆脱肥胖与慢性病 [M]. 北京：中信出版社，2018.

[3] 陈博君. 脂肪战争——绿瘦引领体重管理认知革命 [M]. 北京：中国经济出版社，2018.

[4] 布里姬特·哈曼. 茜茜公主 [M]. 北京：商务印书馆，2013.

[5] 上海博物馆. 茜茜公主与匈牙利：17—19 世纪匈牙利贵族生活 [M]. 上海：上海书画出版社，2017.

[6] 袁林. 西方饮食文化对中国食品工业的影响 [J]. 食品工业，2018 年第 8 期.

[7] 石强. 英国圈地运动研究（15—19 世纪）[M]. 北京：中国社会科学出版社，2016.

[8] 诺曼·里奇. 新思文库·现代欧洲史 [M]. 王潇楠，王珺，译. 北京：中信出版社，2016.

[9] 会思明. 拜伦 [M]. 北京：中国社会出版社，2012.

[10] 露易丝·福克斯克罗夫特. 卡路里与瘦身衣——跨越两千年的节食史 [M]. 王以勤译. 北京：生活·读书·新知三联书店

[11] 让·安泰尔姆·布里亚 – 萨瓦兰. 厨房里的哲学家 [M]. 南京：

译林出版社，2017.

[12] 多米尼克·古维烈.时尚简史——一本书带你读懂时尚 [M].
治棋，译.漓江出版社

[13] 陈东方.糖尿病历史大发现 [J].医药世界，2007 年第 10 期.

[14] 加里·陶布斯.不吃糖的理由——上瘾、疾病与糖的故事
[M].李奕博，译.北京：机械工业出版社，2018.

[15] 王立铭.吃货的生物学修养 [M].北京：清华大学出版社，
2016.

[16] 叶姝，吴向军.体脂含量与体脂率测量与评价方法的比较 [J].
四川体育科学，2010 年第 10 期.

[17] 奥普拉·温弗瑞.我坚信 [M].陶文佳，译.北京：北京联合
出版公司，2015.

[18] 哈维·列文斯坦.让我们害怕的食物——美国食品恐慌小史
[M].徐漪，译.上海：上海三联书店，2016.

[19] 王立铭.上帝的手术刀——基因编辑简史 [M].杭州：浙江人
民出版社，2017.

[20] 张佩祺.脂肪组织长期储存的研究进展 [J].组织工程与重建
外科杂志，2018 年第 5 期.

[21] 陈正宜.基础代谢率的测定 [J].生物学通报，1988 年第 12 期.

[22] 梁微微，李乃适.成人肥胖的多学科综合管理：欧洲肥胖研
究学会 2014 年立场声明解读 [J].中华健康管理学杂志，2014 年第
6 期.

[23] 西尔维娅·塔拉.脂肪的秘密 [M].钱晓京，贾文军，译.北
京：人民邮电出版社，2018

[24] 迈克尔·莫斯.盐糖脂——食品巨头是如何操纵我们的 [M].

北京：中信出版社，2015.

[25] 妮娜·泰肖尔兹 . 脂肪的真相 [M]. 王薇，译 . 北京：商务印书馆，2019.

[26] 中国营养学会 . 中国肥胖预防和控制蓝皮书 [M]. 北京：北京大学医学出版社，2019.

后 记

终于到了《脂肪简史》出版的时刻，这让我有一种需要深吸一口气，铆足精神再上新征程的感觉。

前不久，和一位朋友聊起图书的销售事宜，她让我为这本书的读者做一个画像。我脑海中立即浮现出读者购书的场景，也隐约浮现出他们的年龄、职业、教育背景、知识结构、经济状况等要素，但却始终无法聚焦。这实在是一本适合不同年龄、教育背景、知识结构的读者，也适合在许多不同场景下被阅读的书。本书的读者可能正在或一直都在同身体中多余的脂肪作斗争，想要获得专业却不艰深的知识；可能正在从事与减肥相关的食品、健身、美体、医药等工作，需要在心中有一张完整的专业版图；也可能纯粹被本书的主题所吸引，想要一探脂肪的真相，了解其有趣的历史；也许只是随手从书架上拿起一本书，想要打发时间……毕竟，这个话题的广泛性，足以让大多数人都同它产生或多或少的联系，而历史的视角恰恰用时间的丝线串起了与之相关的一切。

事实上，我本人也曾深受肥胖的困扰。

生育是许多女性绕不开的人生历程，产后肥胖大概也是。2013年，我的第一个女儿呱呱坠地，当我拖着产后还没恢复元气的身体急迫地站上医院体重秤的时候，秤上的数字令我瞬间石化，我听到了自己心碎的声音，听到了护士的窃窃私语，也听到了一旁来自家人的讪笑……尽管生了一个体重接近 4 千克的大胖闺女，我的体重却只减掉了 5 千克，身高 1.62 米的我，当时的体重是 79 千克，比产前胖了足足 30 千克！这几乎是现在的我加上大女儿两个人的体重。后来的日子里，我拼尽全力终于让自己瘦回 52 千克，却又在2018 年生第二个女儿的时候毫无悬念地胖了回去。好在，有了第一次的经历，对于产后瘦身，我已经有了更多的信心。经过 3 个月的合理饮食和适度运动，休完产假回到工作岗位时的我，体重已经和产前相差不多了。

在两次生育过程中，我的身体像吹了两次气球一样快速膨胀又回缩，我的腿上至今还有因为快速变胖留下的生长纹，肥胖给我留下的阴影可真是不小。

也正是在这个时候，蓝狮子企业研究院主编袁啸云老师给我发来微信："我们在策划一个和脂肪有关的选题，你是否有兴趣尝试？"

就这样，在袁老师的安排下，在杭州城西一家老式咖啡馆里，我见到了陈博君老师。彼时，陈老师的《脂肪战争——绿瘦引领体重管理认知革命》一书刚刚出版，书中用两章的篇幅将人类对脂肪的研究进行了脉络梳理，但由于书的侧重点在于探讨绿瘦作为一家综合体重管理企业的经营实践和发展理念，对于这部分的内容并没有展开。陈博君和袁啸云两位老师都认为这部分内容可以作为一个非常有趣的选题独立成书，它不仅是和时尚紧密相连的热门话题，也是人类面临的重大健康挑战，并且有丰富的素材作支撑，这将会是一本兼具知识性与趣味性的读物，对于减肥者和行业内的从业者来说都具有独特的意义。

当时的我已经在浙江卫视工作了 8 年，在一流省级媒体环境的浸润下，我对于内容生产有自己的理解，也确定了向大健康、新消费领域研究与写作转型的方向，加之对这个选题有一定的知识积累，便毫不犹豫地接过了橄榄枝。

写作是一个令人着迷的过程，人类在追求健康苗条的道路上，留下了无数充满趣味的冒险故事和鼓舞人心的伟大尝试，那些困顿于沉重肉身的灵魂，或是显赫高贵的王后，或是才华横溢的诗人，或是最具影响力的脱口秀女王，抑或是行走于城市水泥森林中的普通职员、网络时代屏幕背后的内容创造者，和脂肪缠斗的历程是他们精彩人生中微小却又不可分割的一部分，同他们的信心、坚持、自我认同与健康，以复杂的形式糅合在一起，令人唏嘘，也耐人寻味。那些借科学之手揭开脂肪真相的人们，用他们不懈的探索、犀利的洞察、丰富的想象，拨开毛发、皮肤、血液、神经之下的重重迷雾，如展开画卷一般，将脂肪在人体内运行的历程徐徐展开。在一个个写作的深夜里，在一次次记录与重构这些故事的过程中，我由衷地感到快乐，也由衷地希望将这种获取知识、信息、情感的快乐，通过文字传递给读者。

由于各种原因，这本书从策划到出版用了近3年的时间，在这个信息快速建立与传播的时代，希望时间的跨度赋予它的不是落伍与倒退，而是饱满与沉淀。

本书能够顺利出版，有许多感谢要说。

感谢袁啸云老师的引导和支持，作为本书的策划人，他不仅在本书的创作过程中以专业的视角给出了许多建议，也为本书的出版作出了贡献。感谢陈博君老师的珠玉在前，为本书的创作奠定了扎实的基础，书中的许多章节都是以陈老师的研究作为脉络展开的，有一小部分保留了《脂肪战争》的内容。

感谢和君集团董事长、和君商学院院长王明夫博士，《健康报》报社党委副书记刘世东先生，浙江省医疗健康集团董事长陈鑫春先生，以及我的同事、好友，美丽的主持人亚丽。感谢你们对我的信任与支持，也感谢你们愿意为本书作推荐。感谢在本书创作过程中给予帮助的各位专家、学者和给我鼓励的朋友们。感谢中国经济出版社教育分社社长崔姜薇、编辑黄傲寒对此书的辛勤付出。感谢我的先生潘松挺，是你无条件的支持给了我继续写作的勇气。感谢我的父母、公婆，是你们保护了我珍贵的创作空间。感谢我的两位小天使，是你们给了我源源不断的动力。

在本书写作与校印的这段时间里，人们与肥胖的角力并没有停止。我和大家一样，期盼着人类能够早日战胜肥胖。

姗　娜

2020 年 9 月 16 日于杭州市西湖区

版权说明：

　　由于本书所用图片、资料涉及范围广，与部分图片、资料的版权所有者无法一一取得联系，请相关版权所有者看到图书后，与作者联系，以便敬付稿酬。